中国医学临床百家·病例精解

普外科疑难疾病
病例精解

U0301883

主　编　姜海涛

副主编　石　定　范晓翔

编　委（按姓氏拼音排列）

范晓翔　宁波市第二医院介入治疗科

高立博　宁波市第二医院介入治疗科

姜海涛　宁波市第二医院普外科

吕淑懿　宁波市第二医院介入治疗科

石　定　宁波市第二医院消化内科

章美武　宁波市第二医院介入治疗科

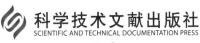
科学技术文献出版社
SCIENTIFIC AND TECHNICAL DOCUMENTATION PRESS
·北京·

图书在版编目（CIP）数据

普外科疑难疾病病例精解 / 姜海涛主编.—北京：科学技术文献出版社，2023.11

ISBN 978-7-5235-0928-9

Ⅰ.①普… Ⅱ.①姜… Ⅲ.①外科—疑难病—病案 Ⅳ.① R6

中国国家版本馆 CIP 数据核字（2023）第 209927 号

普外科疑难疾病病例精解

策划编辑：袁婴婴　责任编辑：崔凌蕊　袁婴婴　责任校对：张吲哚　责任出版：张志平

出　版　者	科学技术文献出版社
地　　　址	北京市复兴路15号　　邮编 100038
编　务　部	(010) 58882938，58882087（传真）
发　行　部	(010) 58882868，58882870（传真）
邮　购　部	(010) 58882873
官 方 网 址	www.stdp.com.cn
发　行　者	科学技术文献出版社发行　全国各地新华书店经销
印　刷　者	北京地大彩印有限公司
版　　　次	2023 年 11 月第 1 版　2023 年 11 月第 1 次印刷
开　　　本	787×1092　1/16
字　　　数	73千
印　　　张	7.25
书　　　号	ISBN 978-7-5235-0928-9
定　　　价	68.00元

主编简介

姜海涛　主治医师，中共党员，浙江大学在职博士研究生。目前担任宁波市第二医院外科基地教学秘书、科室学术干事和党小组组长。兼任中国抗癌协会胆道肿瘤专业委员会委员，浙江省转化医学学会委员，宁波市医学会外科学分会青年委员。

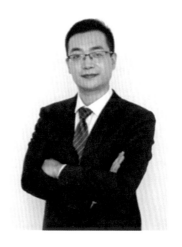

2014年7月参加工作，以第一或通讯作者在国内外杂志发表论文36篇，获国家实用新型专利37项，计算机软件著作权5项，主持及主要参与国家级、厅级和院级课题共12项，其中国家级1项、厅级和市级4项，院级7项。顺利通过国家药物临床试验质量管理规范（Good Clinical Practice, GCP）考试、浙江省高等学校教师资格考试、浙江省住院医师规范化培训高级师资培训，担任宁波大学、浙江中医药大学和杭州医学院讲师。2019—2020年根据政府派遣至吉林省医疗扶贫7个月，事迹在中国日报网、宁波晚报、健康宁波、甬上APP、甬派APP等媒体上报道。2021年在浙江大学医学院附属第一医院进修6个月。工作期间荣获宁波市第二医院优秀学员（2次）、锋领党员、青年教师教学技能大赛三等奖、首届华美优青；中国科学院大学宁波华美医院优秀党

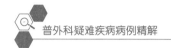
小组组长、优秀带教老师（2次）、优秀住培管理者（2次）、优秀党员（2次）、优秀学术干事（4次）、首届创新大赛三等奖、脱贫攻坚优秀个人；2020年浙江中医药大学优秀带教老师；2021年宁波市医学会外科分会手术视频大赛二等奖；2022年杭州医学院附属医院教师临床技能竞赛二等奖；2022年宁波大学医学院临床教学基地青年教师教学技能竞赛三等奖；2022年华美科技进步三等奖（第2位）；2022年入选宁波市青年岗位能手；宁波市卫生健康青年技术骨干人才；浙江省住院医师规范化培训高级师资培训第一模块、第二模块优秀学员等多个奖项，同时是首批"朱绣山先生人才奖励基金——华美优青"培养对象。

前　言

　　普通外科学作为外科学的重要分支学科，在医疗卫生领域中有着举足轻重的地位。近年来，随着微创外科的飞速发展，技术历经 2D、3D、4K、5G、8K，从腹腔镜到达芬奇手术机器人，普通外科手术得到了长足发展，已经进入了一个全新的时代。

　　虽然普通外科手术技术已经日新月异，但临床中仍有许多疑难疾病困扰着大家，现在多学科诊疗（multidisciplinary team，MDT）模式成为主流。笔者通过近 10 年工作经历，结合多学科诊疗模式，成功治疗疑难疾病 18 例，在此将经验整理成册，与同道共享，有缺陷和不足之处还请批评指正。

　　在本书完成之际，我要衷心感谢研究生恩师们带我进入普通外科的大门并拓展普通外科之路，感谢科室师傅及同事们在临床工作中对我的指点和教诲，感谢消化内科同事们的鼎力相助，感谢介入治疗科及放射科兄弟们的帮忙，同时也要感谢师兄、弟姐妹们和医院领导同事的帮助。

　　工作的第一个 10 年，完成了第一本著作，需要感恩的人还有太多。怀念过往，豪情满怀；展望未来，任重道远。期待第二个 10 年的突破，不忘初心，砥砺前行！

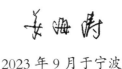

2023 年 9 月于宁波

目　录

病例 1
急诊胰十二指肠切除 2 例

病例摘要

病例 A

患者男，70 岁。因"上腹部疼痛伴呕吐 9 小时余"于急诊入院。

【既往史】有高血压病史 7 年余，平日控制可，否认糖尿病、心脏病、肝炎、结核等病史。30 年前因胃溃疡幽门梗阻行胃大部切除术，术后恢复良好。半个月前因腰椎间盘突出行手术治疗，恢复可。无吸烟、饮酒史。

【查体】腹平坦，未见胃肠型及蠕动波，全腹触诊软，上腹部压痛，无反跳痛及肌卫，全腹未触及包块，肝肾区无叩击痛，肠鸣音 4 次 / 分，移动性浊音阴性。

【辅助检查】白细胞计数 18.5×10^9/L，中性粒细胞百分比

1

94.5%，C- 反应蛋白 19.85 mg/L，ALT 71 IU/L，AST 64 IU/L，谷氨酰转肽酶 292 IU/L，血淀粉酶 1412 U/L，尿淀粉酶 6866 U/L。急诊腹部增强 CT：胃术后，胃壁稍增厚，十二指肠扩张，考虑肠系膜上动脉中段夹层。肠系膜计算机体层血管成像（CT angiography，CTA）：肠系膜上动脉夹层动脉瘤，十二指肠及上段部分空肠梗阻首先考虑，腹膜后区、肠系膜根部区广泛不规则密度增高影，考虑积液，血性可能大（图 1-1）。

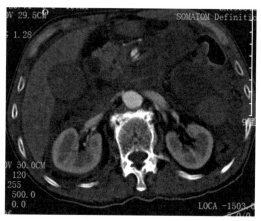

图 1-1　肠系膜 CTA

【初步诊断】①肠梗阻；②胃肠吻合术后输出袢梗阻；③急性胰腺炎；④肠系膜上动脉夹层动脉瘤，肠系膜上动脉血栓可能。

【治疗经过】给予禁食、胃肠减压、抗感染、生长抑素、抑酸、止痛、补液等治疗后症状略缓解，于住院第 2 天在全身麻醉下行胃镜检查 + 剖腹探查 + 胰十二指肠切除术（图 1-2）。术后病理示十二指肠壁充血、出血伴退变坏死，中性粒细胞浸润，肠系膜内血管扩张伴坏死，胰腺组织坏死（图 1-3）。术后恢复良好，于术后第 28 日出院。

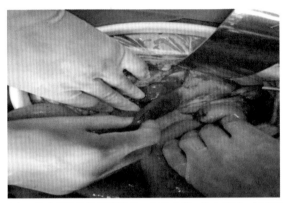

术中见十二指肠肠管肿胀扩张明显，色泽暗紫，淤血明显，蠕动消失。

图 1-2　术中病灶

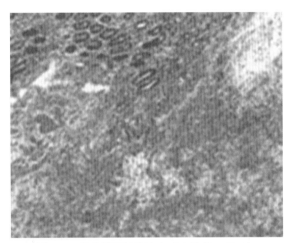

图 1-3　术后病理切片检查（HE 染色，10×）

【随访】随访 1 个月，患者进食、排便均正常，未见腹痛再发，复查腹部 CT 未见异常。

病例 B

患者女，59 岁。因"外伤致中上腹疼痛 50 小时余"于急诊入院。

【既往史】否认高血压、糖尿病、心脏病、肝炎、结核等病史。10 年前因子宫肌瘤行子宫肌瘤切除术，术后恢复良好。无吸烟、饮酒史。

【查体】腹平坦，未见胃肠型及蠕动波，全腹触诊韧，中上腹压痛，无反跳痛及肌卫，全腹未触及包块，肝肾区无叩击痛，肠鸣音 4 次 / 分，移动性浊音阴性。

【辅助检查】白细胞计数 18.0×10^9/L，中性粒细胞百分比 91.8%，C- 反应蛋白 204.85 mg/L，血淀粉酶 144 U/L，尿淀粉酶 1365.4 U/L。急诊腹部 CT：胰腺挫伤考虑，腹腔少量积液。腹部增强 CT：①胰头区断裂并周围明显渗出，符合胰腺破裂；②胰腺周围间隙及腹腔广泛渗出积液（图 1-4）。

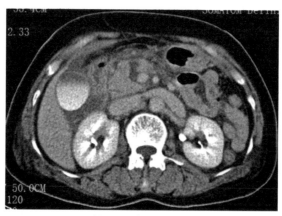

图 1-4　腹部增强 CT

【初步诊断】①胰腺破裂；②急性胰腺炎；③腹腔积液。

【治疗经过】给予禁食、胃肠减压、抗感染、生长抑素、补液等治疗后症状略缓解，于住院第2天在全身麻醉下行剖腹探查＋胰十二指肠切除术，术中见胰腺颈部有一纵形裂口，与体尾部离断，手术标本见图1-5。术后病理示胰腺组织内部分组织坏死，十二指肠及胆囊浆膜面见炎性渗出坏死物（图1-6）。术后恢复良好，于术后第34日出院。

【随访】随访1个月，患者进食、排便正常，未见不适，复查腹部CT未见异常。

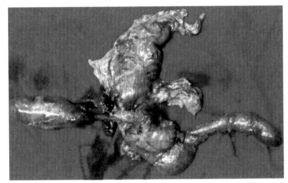

外科手术切下的胰腺头颈部、十二指肠、部分胃、胆囊和胆总管。

图1-5　手术切除标本

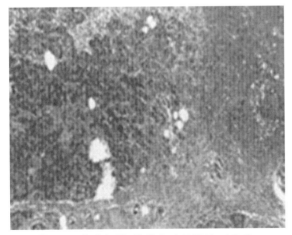

图1-6　术后病理切片检查（HE染色，10×）

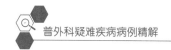
讨论和分析

胰十二指肠切除术是外科领域中的一种高难度腹部手术。自20世纪初德国外科医生 Kausch 行首例切除以来，已经走过了一个多世纪，从手术方式到手术器械都日臻成熟。因其创伤大、并发症多，所以需要严格把握手术指征。在发生胰十二指肠急性疾病的患者中，部分患者需急诊行胰十二指肠切除术。

急诊胰十二指肠切除术的适应证一般是胰头部、胆总管下段、十二指肠球部及其周围的十二指肠降段的急性病变。因其结构大多位于腹膜后，早期临床症状不明显，诊断较难，术前确诊率仅约60%。临床多表现为腹痛、腹胀、恶心、呕吐、腹膜刺激征、休克等，并发症更为严重。如不及时进行外科治疗，可能有生命危险，所以手术时机的选择至关重要。在本文两例患者中，一例是由于肠系膜上动脉血栓导致十二指肠和胰腺组织坏死，另一例是因为外伤导致胰头区断裂并周围明显渗出，二者均具备急诊手术指征。

胰十二指肠区域的急性病变缺乏特异性症状，故仅通过临床表现诊断较难。腹部 CT 和血管造影等辅助检查可以提高术前诊断的准确率，尤其是腹部 CT 对胰腺外伤诊断的敏感性和特异性可达到90%以上。腹部 CT 能清晰地显示胰腺轮廓完整性状态及周围的积血、积液，胰腺断裂常表现为胰腺颈部、体部与长轴垂直的低密度带，增强后显示更加明显。血管造影可以显示肠系膜血管的异常改变，准确地显示血管的病理变化。另外，腹腔穿刺引流液淀粉酶检查在胰十二指肠区域急性病变的诊断方面也有一

笔记

定的价值。积极合理的术前准备和早期的手术治疗对预后极为重要。胰腺合并十二指肠损伤经过积极的术前准备，一期行胰十二指肠切除术是可行的，也可依据损伤的情况，制定个体化治疗方案。外科手术固然重要，但术后的综合治疗更是至关重要。术后胰瘘、胆瘘、腹腔内感染和出血等并发症发生率高达 40%，严重时甚至可危及生命。术后应抑制胰酶分泌，充分引流，预防控制感染，维持体液电解质和酸碱平衡，合理应用肠外与肠内营养，加强辅助治疗。

　　总之，通过对两个病例的回顾总结，我们明确了急诊胰十二指肠切除术的手术指征和时机，同时通过急诊手术进一步明确了腹部解剖，为临床奠定了更加坚实的基础。

参考文献

[1]　颜晨，江勇，吴宝强，等 . 闭合性胰腺合并十二指肠损伤的急诊胰十二指肠切除术 4 例 [J]. 肝胆胰外科杂志，2015，27（1）：56-57.

[2]　赵忠杰，孙备，白雪巍，等 . 创伤性胰腺炎的诊断与治疗 [J]. 中华肝脏外科手术学电子杂志，2016，5（6）：358-362.

[3]　王如维，刘明霞，耿中保 .CT 检查应用于腹部外伤所导致胰腺损伤的诊断价值分析 [J]. 中国卫生标准管理，2016，7（2）：163-164.

[4]　陈志功，张宏国，宋涛，等 . 外伤致胰腺损伤的 CT 诊断价值 [J]. 甘肃医药，2013，32（1）：59-61.

[5]　李晨霞，张蕴，张月浪，等 .64 层螺旋 CT 血管成像在肠系膜血管缺血性疾病中的临床价值 [J]. 实用放射学杂志，2014，30（2）：250-253，282.

[6]　鲁观春，杨有优 .MSCTA 对急性肠系膜上动静脉栓塞的诊断价值 [J]. 中国中西医结合影像学杂志，2014，12（2）：130-132.

[7]　何其舟，兰永树，唐光才 . 肠系膜上动脉的 MSCT 成像研究及临床意义 [J]. 中国中西医结合影像学杂志，2013，11（5）：487-490.

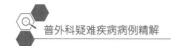
[8] 汤地，朱晓旭，何伟玲，等 . 胰腺损伤的诊断与治疗 [J]. 中华肝脏外科手术学电子杂志，2016，5（1）：51-55.

[9] HAMIDIAN J A，D'AGOSTINO H R，ZIBARI G B，et al. Surgical versus nonsurgical management of traumatic major pancreatic duct transection：institutional experience and review of the literature[J]. Pancreas，2013，42（1）：76-87.

[10] 余磊，黄强 . 胰十二指肠切除术后并发症的相关危险因素 [J]. 中华肝胆外科杂志，2013，19（9）：691-695.

[11] KAMAN L，NUSRATH S，DAHIYA D，et al. External stenting of panereatieojejunostomy anastomosis and pancreatic duct after pancreat-ieoduodenectomy[J]. Updates Surg，2012，64（4）：257-264.

[12] 蒙广星，邢谦哲，袁强，等 . 胰十二指肠切除术胰管内外引流预防胰瘘作用的比较 [J]. 中华肝胆外科杂志，2014，20（6）：473-475.

（姜海涛）

病例 2
外科手术联合放化疗综合治疗
小肠原发恶性肿瘤

病例摘要

患者男，54 岁。因"乏力食欲缺乏半月余，发热 3 日"于 2018 年 9 月 21 日入院。

【现病史】最高体温 39.0 ℃，无其他伴随症状。

【既往史】否认高血压、糖尿病、心脏病等疾病史，吸烟 30 年余，约 20 支 / 日，每日适量饮酒 30 年余。

【查体】腹平软，未见肠型及蠕动波，肝脾肋下未触及，无压痛、反跳痛及肌卫，未触及包块，肠鸣音约 4 次 / 分，移动性浊音阴性。

【辅助检查】外周血：白细胞计数 20.2×10^9/L，中性粒细胞百分比 82.8%，血红蛋白 70 g/L，超敏 C- 反应蛋白 139.43 mg/L，白蛋白 27.4 g/L，谷氨酰转肽酶 299 IU/L，铁蛋白 561.2 g/L，快速红细胞沉降率 62 mm/h，CD3-CD56$^+$3.7%，大便隐血试验（＋＋）。全腹部增强 CT：左上腹局部空肠腔内占位，周围系膜多发小淋巴结，倾向肿瘤性（图 2-1）。普通肠镜：结肠镜检查未见异常。

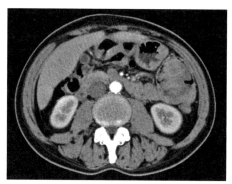

图 2-1　全腹部增强 CT

【初步诊断】小肠肿瘤。

【治疗经过】完善相关检查排除手术禁忌后，于 2018 年 10 月 4 日在全身麻醉下行腹腔镜辅助小肠肿瘤切除术。术中切除标本见小肠肿瘤大小约 10 cm×7 cm×4 cm，未突破浆膜（图 2-2）。术后病理活检示：小肠隆起型恶性肿瘤，结合免疫组织化学结果，符合差分化癌，局部向神经内分泌分化，大小约 10 cm×7 cm×4.5 cm，浸润至浆膜下，神经侵犯（－），脉管癌栓（＋），两端切缘及环切缘均阴性，肠周未触及明显淋巴结（图 2-3）。免疫组织化学：AFP（－）、Hepatocyte（－）、CK8（＋＋）、PAX-8（－）、CA9（－）、CgA（－）、Syn（＋）部分、Calretinin（－）、D2-40（＋＋）、Wilms Tumor（－）、MC（HBME1）（－）、CK7（－）、CK20（－）、Ki-67（＋）60%、CDX-2（－）、CerbB-2（－）、S-100（－）、Melanoma（HMB45）（－）、ALK（－）、CD30（－）、CAM5.2（＋＋）、CK（pan）（＋＋）、MyoD1（－）、SMA（－）、CD34（－）、CD117（－）、Desmin（－）、

Dog-1（－）、Vimentin（＋＋＋）。患者术后恢复良好，于术后第 13 天出院。2018 年 10 月 18 日行正电子发射断层显像 – 计算机断层扫描（positron emission tomograph-computer tomo-graphy，PET-CT）检查：前上纵隔结节，FDG 代谢明显增高，倾向恶性，转移性淋巴结可能；邻近肠系膜区、胰头周围多发小淋巴结，部分 FDG 代谢轻度增高，建议随访。2018 年 10 月 25 日基因检测结果显示：未检测到变异基因。后行全身化疗 8 个周期，方案为：奥沙利铂 200 mg ivgtt d1+ 卡培他滨 1.5g po bid d1 ～ d14。随访 6 个月余未见不适。2019 年 4 月 10 日复查 PET-CT 示前上纵隔淋巴结增大，FDG 代谢较前减低，邻近肠系膜区、胰头周围多发小淋巴结，部分 FDG 代谢轻度增高，较前相仿。继续给予替吉奥 60 mg po bid d1 ～ d14，治疗 8 个疗程，后定期复查。2021 年 7 月 9 日肺动脉 CTA 发现上腔静脉癌栓及周围转移性淋巴结。2021 年 7 月 16 日 PET-CT 发现纵隔、两肺门、右内乳区多发淋巴结转移。2021 年 7 月 28 日行胸部肿瘤放疗。2021 年 8 月 27 日颅脑增强 MR 示脑内多发转移瘤。2021 年 8 月 31 日给予颅脑姑息放疗。后患者病情加重，于 2021 年 10 月去世。

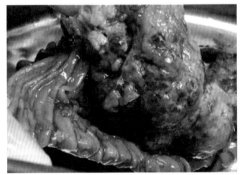

小肠黏膜面实性肿块（10 cm×7 cm×4 cm），伴坏死组织。

图 2-2　术中切除小肠肿瘤标本

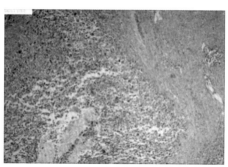

图 2-3　术后病理切片检查（HE 染色，低倍）

讨论和分析

　　小肠原发恶性肿瘤是一种罕见的恶性肿瘤，发病率仅占胃肠系统恶性肿瘤的 1%～2%，目前存在诊断率低、误诊率高、治疗不规范等诸多问题。中年人较多见，无性别差异，腺癌最多，其次为恶性淋巴瘤、恶性间质瘤、平滑肌肉瘤和类癌。其发病原因尚不明确，可能与遗传因素，高脂低纤维饮食、吸烟、饮酒等不良生活习惯，以及体重指数（body mass index，BMI）增高等因素有关。早期缺乏典型的临床症状，部分肿瘤体积较大的患者可表现为腹痛、腹胀、消化道出血、肠梗阻、腹部肿块、恶心、呕吐和黄疸等症状。小肠原发恶性肿瘤及早确诊治疗至关重要，因其症状缺乏特异性，所以通过临床表现诊断较难。常规诊断方法包括影像学检查（X 线小肠钡剂造影、CT、MRI、血管造影、超声、PET-CT）和内镜检查（电子小肠镜、胶囊内镜、腹腔镜），其中X 线小肠钡剂造影是最常用的诊断方法，MRI 小肠造影检查的敏感度和特异度可达到 95%～98%，胶囊内镜是目前诊断小肠疾病特异性和敏感性最高的手段。

小肠恶性肿瘤的治疗方法包括外科手术治疗、化疗、放疗、分子靶向药物治疗及内分泌治疗。最有效的治疗手段是根治性切除术，合理的术前管理和早期手术治疗对小肠原发恶性肿瘤的预后极为重要。小肠肿瘤对化疗不敏感，常用的化疗药物有铂类、氟尿嘧啶、丝裂霉素和洛莫司汀等。小肠肿瘤对放疗也不敏感，并且小肠对放射线的耐受差，一般不选择放疗。分子靶向及内分泌治疗药物包括甲磺酸伊马替尼、贝伐珠单抗、西妥昔单抗等，能显著改善敏感患者的生存率。本例患者采用腹腔镜辅助小肠肿瘤切除术，术后病理提示差分化癌，切缘阴性，未见转移，充分体现了外科的微创原则和我院的普外科手术水平。同时围手术期完善管理，术后恢复良好。后续进行化疗巩固治疗，术后3年左右肿瘤复发转移，治疗无效去世。

综上所述，通过对该病例的系统学习，我们明确了小肠原发恶性肿瘤的常见诊断和治疗方法，期待更加有效的治疗方法问世。

参考文献

[1] 赵志勋，关旭，陈瑛罡，等.原发性小肠恶性肿瘤诊疗进展[J].中华胃肠外科杂志，2017，20（1）：117-120.

[2] 侯开庆，梁贤文.原发性小肠恶性肿瘤诊断方法与治疗效果评价分析[J].中国现代医学杂志，2014，24（10）：95-99.

[3] HU Y，LU X，LUO G. Effect of Recql5 defciency on the intestinal tumor susceptibility of Apcmin mice[J].World J Gastroenterol，2010，12：5.

[4] 赵家宁，徐德龙，吴婧，等.胶囊内镜诊断小肠间质瘤一例[J].中华全科医师杂志，2017，16（9）：713-714.

[5] 郁雷，陈瑛罡.小肠淋巴瘤一例[J/CD].中华结直肠疾病电子杂志，2012，1（2）：30.

（姜海涛）

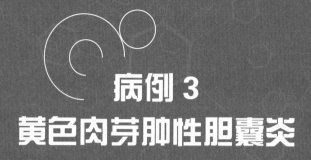

病例 3
黄色肉芽肿性胆囊炎

病例摘要

患者女，66岁。因"反复右上腹痛3年，现再发伴加重10天"入院。

【现病史】患者3年前无明显诱因出现右上腹胀痛，不剧烈能忍受，无其他伴随症状，曾至当地医院就诊，查B超示"胆囊结石"，给予抗炎等对症治疗，症状好转。3年来上述症状反复发作，无明显规律，腹痛自行缓解。10天前无明显诱因再次出现右上腹胀痛，呈持续性，较前明显加重，伴恶心，无其他伴随症状。

【既往史】高血压病史10余年，平日自服开普达1片 po tid，血压控制可。子宫肌瘤切除术后20年余，恢复可。

【查体】神志清，生命体征无异常。全身皮肤、巩膜无明显黄染，腹软，肝脾肋下未触及，右上腹压痛，无反跳痛，无肌卫，移动性浊音阴性。

【辅助检查】实验室检查：白细胞 7.6×10^9/L，中性粒细胞百分比 78.4%，总胆红素 70.2 μmol/L，直接胆红素 47.9 μmol/L，间接胆红素 22.3 μmol/L，AST 186 IU/L，ALT 325 IU/L，碱性磷酸酶 191 IU/L，谷氨酰转肽酶 445 IU/L，总胆汁酸 29.8 μmol/L，超敏 C- 反应蛋白 29.25 mg/L，纤维蛋白原 646 mg/dL，尿胆红素 2+，铁蛋白 683.9 ng/mL，糖类抗原 19-9 158.8 U/mL，糖类抗原 50 234 U/mL，糖类抗原 72-4 10.3 U/mL。上腹部增强 CT（图 3-1）：胆总管下段多发结石并其上胆道扩张；胆囊结石伴胆囊底体壁不规则增厚，胆囊癌？建议结合磁共振胆胰管成像（magnetic resonance cholangiopancreatography，MRCP）增强检查。胆胰管 MR 成像＋增强：慢性胆囊炎，胆囊内多发结石，胆囊体底部不规则增厚，不排除继发胆囊癌可能；胆总管下段多发结石伴上胆道轻度扩张（图 3-2）。

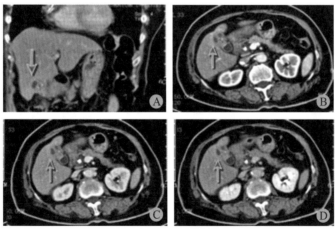

A. 冠状位；B. 动脉期；C. 静脉期；D. 平衡期。
冠状位和横断位均可见胆囊壁不规则增厚，增强扫描后动脉期轻度强化，
静脉期和平衡期密度无明显降低。

图 3-1　上腹部增强 CT

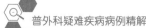

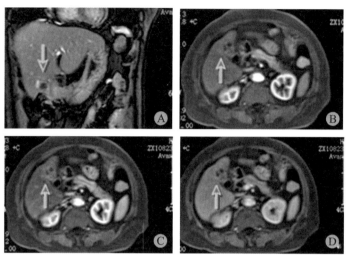

A. T$_2$冠状位；B. 动脉期；C. 静脉期；D. 平衡期。
冠状位和横断位均可见胆囊壁不规则增厚，信号不均，增强扫描后动脉期和
静脉期明显强化，平衡期信号略降低。

图 3-2　胆胰管 MR 成像 + 增强

【初步诊断】①胆囊结石伴胆囊炎；②胆囊癌？

【治疗经过】在全身麻醉下行"胆囊切除 + 胆总管切开取石 + T 管引流术"，术中见胆囊大小约 10 cm×4 cm，囊壁明显增厚，囊内充满结石，局部与十二指肠球部粘连，胆总管增粗，直径约 1.2 cm，遂行胆囊完整切除、胆总管切开取石、T 管引流术。术中冰冻切片诊断为黄色肉芽肿性胆囊炎，胆囊结石（图 3-3）。术后病理提示:（胆囊）黄色肉芽肿性胆囊炎；胆囊结石（图 3-4）。

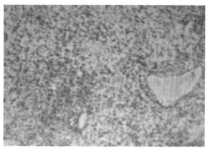

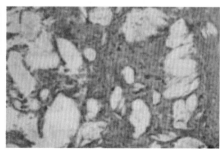

图 3-3　术中冰冻切片（HE 染色，10×）　　　图 3-4　术后病理检查（HE 染色，10×）

笔记

术后复查实验室检查：白细胞 5.5×10^9/L，中性粒细胞百分比 62.5%，总胆红素 10.5 μmol/L，直接胆红素 5.7 μmol/L，间接胆红素 4.8 μmol/L，ALT 39 IU/L，谷氨酰转肽酶 74 IU/L，总胆汁酸 11.8 μmol/L，超敏 C- 反应蛋白 6.06 mg/L。上腹部 CT 平扫：胆囊切除术后改变，未见明显异常。

【随访】患者预后良好，无阳性症状体征。

讨论和分析

黄色肉芽肿性胆囊炎（xanthogranulomatous cholecystitis，XGC）于 1970 年由 Christensen 和 Ishak 首先报道，是一种以胆囊慢性炎症为基础，伴有泡沫状组织细胞的黄色肉芽肿形成和重度增生性纤维化的特殊类型胆囊炎性病变。发病率较低，仅占所有胆囊炎性疾病的 1%～6%，与胆囊结石密切相关，并且临床上较难诊断，与胆囊癌极难鉴别。

XGC 是一种临床上少见的胆囊良性病变，以急慢性胆囊壁内炎症为特征，其确切的病因和发病机制尚不明确。目前认为其主要是由结石所致的梗阻造成胆囊黏膜溃疡形成，罗 – 阿窦破裂，胆汁渗入胆囊壁引起组织细胞的增生性反应。

XGC 与其他胆囊疾病难以通过体检、实验室检查和影像学检查等方法鉴别。其临床表现无特异性，与急慢性胆囊炎相似，可出现恶心、呕吐、右上腹痛、黄疸、Murphy 征等。影像学表现与胆囊癌极难区分，B 超、CT 和 MRI 有一定的诊断特异性。B 超特点：胆囊壁弥漫性增厚，其内可见稍强不均质低回声结节，大多缺乏血供，胆囊内壁光整，多伴胆囊内结石，上腹部少见肿大淋巴结。CT特点：胆囊壁弥漫性增厚，低密度增生结节局限在囊壁，黏膜线连续，增强扫描胆囊壁内低密度结节强化不明显，呈现"夹心饼干征"和"环形强化"，未侵及肝脏和胆总管，胆囊轮廓存在，胆囊腔不闭塞，少见胆囊引流区域淋巴结增大。MRI特点：增厚的胆囊壁延迟中度强化，增强扫描胆囊轮廓存在，丰富的肉芽组织区呈 T_2WI 等或稍高信号，动态增强后早期轻度强化，后期明显强化，坏死或脓肿形成区呈 T_2WI 明显高信号，增强后无明显强化。该病术前难以明确诊断，MRCP提示胆囊底体部囊壁不规则增厚，信号不均，增强后明显强化，局部肝胆分界不清，胆囊窝周肝实质见动脉期异常强化。CT提示胆囊底体部囊壁不规则增厚，密度不均，增强后轻度强化，周围间隙不清。同时，XGC术前可出现穿孔、脓肿、瘘管、Mirizzi综合征等并发症。病理学检查是诊断XGC的金标准，术中快速冰冻切片检查可以决定手术方式的选择，其成片镜下特点为泡沫细胞、组织细胞、成纤维细胞和炎细胞组成的特征性肉芽肿结构。但是术中冰冻切片检查仍有一定的漏诊率和误诊率。

本患者反复出现右上腹痛，腹部CT和MR等检查均提示胆囊结石、胆总管结石、胆囊癌待排查，实验室检查显示部分肿瘤标志物升高，胆红素和转氨酶升高。最终手术探查，术中冰冻切片检查提示黄色肉芽肿性胆囊炎、胆囊结石，遂行胆囊完整切除、胆总管切开取石、T管引流术。术后常规病理检查也明确诊断为黄色肉芽肿性胆囊炎，胆囊结石。患者手术顺利，预后良好。综上所述，XGC是一种与胆囊癌较难鉴别的慢性胆囊炎性病变，国内外报道较少。通过对本病例的报道和相关文献的学习，可加强对该病的认识和进一步研究。

参考文献

[1] YANG T，ZHANG B H，ZHANG J，et al. Surgical treatment of xanthogranulomatous cholecystitis：experience in 33 cases[J]. Hepatobiliary Pancreat Dis Int，2007，6（5）：504-508.

[2] 谢于，孙强，段伟宏，等 . 黄色肉芽肿性胆囊炎的诊治分析 [J]. 中国现代手术学杂志，2011，15（5）：343-345.

[3] 韩圣华，陈燕凌 . 黄色肉芽肿性胆囊炎的诊治：附 17 例报告 [J]. 中国普通外科杂志，2008，17（8）：830-832.

[4] 张梅，彭玉兰，罗燕，等 . 黄色肉芽肿性胆囊炎的超声表现及其病理学基础 [J]. 世界华人消化杂志，2004，12（3）：738-740.

[5] 史凤霞 .MSCT 对黄色肉芽肿性胆囊炎的诊断价值（6 例报告并文献复习）[J]. 中国 CT 和 MRI 杂志，2013，12，11（6）：62-65.

[6] 郎宁，刘剑羽，王永进 . 多排螺旋 CT 鉴别诊断黄色肉芽肿性胆囊炎和胆囊癌 [J]. 中国医学影像技术，2011，27（2）：333-336.

[7] 朱晨阳 .CT 诊断黄色肉芽肿性胆囊炎的临床研究 [J]. 牡丹江医学院学报，2013，34（6）：74-75.

[8] 俞伉，董海波 .MRI 对黄色肉芽肿性胆囊炎的诊断价值 [J]. 现代实用医学，2007，19（8）：635-636.

（姜海涛）

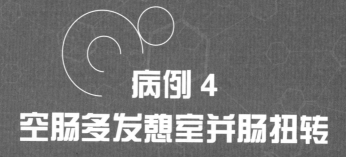

病例 4
空肠多发憩室并肠扭转

病例摘要

患者男，54岁。因"持续性上腹部胀痛伴肛门停止排气、排便1天"急诊入院。

【现病史】既往有多次类似发作，程度较轻，疼痛可以忍受且为阵发性发作，给予消炎止痛等对症处理后症状均可缓解。

【既往史】否认高血压、糖尿病、心脏病、高血脂、呼吸系统慢性疾病和风湿性疾病病史，否认糖皮质激素长期接触史和乙肝、肺结核等传染病史。吸烟30余年，约1包/日；饮酒30余年，白酒每日约半斤。

【查体】腹平软，未见肠型及蠕动波，肝脾肋下未触及，脐周压痛明显，无反跳痛和板状腹，未触及腹腔包块，肠鸣音约

2次/分，移动性浊音阴性。

【辅助检查】血液学检查：白细胞计数 6.9×10^9/L，中性粒细胞百分比77.9%，其余指标未见明显异常。影像学检查：急诊腹部CT：肝右叶占位，腹腔积液，部分小肠壁肿胀，肠系膜区血管轻度漩涡状改变；胆囊小结石；十二指肠降段憩室。肠系膜CTA（图4-1）：①肠系膜扭转致肠系膜上动脉、静脉局部受压（肠系膜上动脉远侧血管局部呈漩涡状走行，约旋转1周，肠系膜上静脉明显狭窄伴远侧血管扩张）；②肝脏内血管瘤，慢性胆囊炎伴胆囊多发结石。

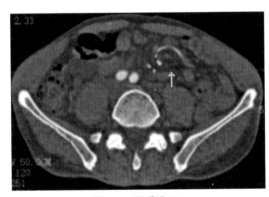

图4-1　肠系膜CTA

【初步诊断】①肠梗阻：肠系膜扭转；②十二指肠憩室；③胆囊结石；④肝血管瘤；⑤腹腔积液。MRCP：肝右叶前上段占位，结合CTA、血管瘤考虑：慢性胆囊炎伴胆囊结石。

【治疗经过】给予禁饮食、胃肠减压、抗感染、护胃、护肝、解痉止痛、补液等治疗后，患者腹痛症状明显缓解。患者于住院第8天在全身麻醉下行腹腔镜胆囊切除+空肠部分切除端端吻合术，手术顺利，术中见距十二指肠悬韧带约80 cm处起始，空肠管壁多发憩室约100 cm长（图4-2）。

笔记

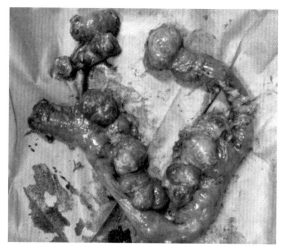

图 4-2　手术切除标本

术后病理切片检查（图 4-3）：送检肠管黏膜显著慢性炎症表现，部分黏膜坏死脱落，黏膜出血、充血、水肿，血栓形成，部分肠管壁肌层萎缩，两端切缘未见坏死；慢性胆囊炎，胆囊结石。术后恢复良好，患者于术后第 6 日出院。

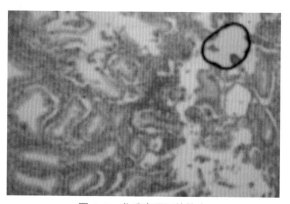

图 4-3　术后病理切片检查

【随访】随访 1 个月，患者进食和排便均正常，腹痛、腹胀等症状未再次发生。复查腹部 CT 提示：肠系膜区血管漩涡状改变，同前；肝右叶血管瘤，十二指肠降段憩室，同前。

讨论和分析

空肠憩室由 Sommerring 于 1794 年首次描述，Osler 于 1881 年系统报道。空肠扭转是一类以空肠及其系膜扭转为特点的临床急腹症。空肠憩室临床症状无特异性，较难发现，但在某些情况下可导致肠扭转，进而致肠梗阻并产生严重后果。

空肠憩室在临床上较为少见，发病率小于 0.5%，主要发生在 50 岁以上的中老年男性，儿童罕见，男性和女性发病比例约为 2.4 : 1。空肠憩室大多是假性憩室，即属于后天获得性疾病。在老年、营养不良和有长期慢性疾病的患者群体中，其系统结缔组织及平滑肌组织易受到损伤和削弱，在肠壁蠕动推进肠内容物产生局部高压时，其黏膜和黏膜下层从空肠壁肌层固有层中的缝隙中疝出，其发生的机制同后天性疝气一致。因此，它常发生于空肠肠系膜缘，但其病因学尚不明确。临床多无典型症状，偶可出现腹痛、腹胀、恶心、呕吐、黑便、贫血等症状。空肠憩室的并发症较为严重，常见并发症包括肠扭转、肠套叠、肠梗阻、憩室炎、憩室溃疡、憩室坏死穿孔，甚至癌变、出血等。8% ～ 30%的临床并发症需要通过外科手术治疗。空肠多发憩室并肠扭转的原因是什么呢？我们发现本例患者的空肠憩室炎在肠系膜和肠壁间引起纤维粘连和肠腔狭窄，从而使空肠的结构和位置发生改变，这是空肠扭转的重要原因。同时，还有许多其他原因，如肿瘤、妊娠、Meckel's 憩室、血肿和手术并发症等。

空肠憩室缺乏特异性症状，故单纯通过临床表现诊断比较困难。腹部 CT 和血管造影等影像学检查可以提高术前诊断的准确

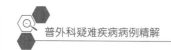
性。腹部 CT 能发现特征性的"旋转征"，以及肠系膜缘局部的肠壁增厚和扩张。CT 血管造影可以显示扭转的肠系膜血管和扩张的肠系膜上静脉。另有报道，单气囊小肠镜和胶囊内镜对空肠憩室也有一定的诊断价值。合理的术前管理和早期的手术治疗对空肠扭转的治疗是非常重要的。为了避免肠扭转复发，需要进行空肠固定或对空肠进行适当的切除。因此，手术时，我们首先要松解肠扭转，分离纤维粘连，然后切除空肠憩室，最后重新安排空肠的整体结构。

综上所述，通过对该病例的系统学习总结，我们明确了空肠多发憩室并肠扭转的常见病因、临床表现、诊断和治疗方法，在临床中对该疾病能够早期发现并进行早期治疗，从而更好地为临床服务。

参考文献

[1] SAXENA D，PANDEY A，SINGH R A，et al. Malroatation of gut with superior mesenteric artery syndrome and multiple jejunal diverticula presen[J]. Int J Surg Case Rep，2015，6C：1-4.

[2] SINGAL R，GUPTA S，AIRUN A. Giant and multiple jejunal diverticula presenting as peritonitis a significant challenging disorder[J]. J Med Life，2012，5（3）：308-310.

[3] 张志斌，李东印，谷川. 空肠多发憩室导致肠梗阻的诊断与治疗 [J]. 中华普通外科杂志，2014，29（7）：524-526.

[4] ZHANG Z B，GU C. Multiple jejunal diverticula causing intestinal obstruction[J]. Indian J Med Res，2015，142（1）：97.

[5] 徐之超，杜俊凯，王军，等. 腹腔镜下诊治空肠环绕回肠憩室致肠梗阻 1 例 [J]. 中国微创外科杂志，2016，16（1）：93-94.

[6] LEE B J，KUMAR P，VAN DEN BOSCH R. Jejunal diverticula：a rare cause of

笔记

life-threatening gastrointestinal bleeding[J]. J Surg Case Rep，2015，1：1-3.

[7] JIANG D L，LIU H Y，YUAN Y，et al. Analysis of the causes and clinical characteristics of jejunoileal hemorrhage in China：a multicenter 10 year retrospective survey[J]. BMC Gastroenterol，2012，12（8）：101-107.

[8] SANTÍN-RIVERO J，NÚÑEZ-GARCÍA E，AGUIRRE-GARCÍA M，et al. Intestinal volvulus. Case report and a literature review[J]. Cir Cir，2015，83（6）：522-526.

[9] TERADA T. Diverticulitis of multiple diverticulosis of the terminal ileum[J]. Int J Clin Exp Pathol，2013，6（3）：521-523.

[10] SHEN X F，GUAN W X，CAO K，et al. Small bowel volvulus with jejunal diverticulum：Primary or secondary[J]. World J Gastroenterol，2015，21（36）：10480-10484.

[11] TAMURA J，KUNIYOSHI N，MARUWAKA S，et al. "Whirl sign" of primary small bowel volvulus[J]. West J Emerg Med，2014，15（4）：359-360.

[12] 陈念钧，孟晓岩，侯伟，等 . 单气囊小肠镜在空回肠憩室出血中的诊治价值 [J]. 世界华人消化杂志，2013，21（15）：1448-1452.

[13] 谯秋建，樊超强，廖忠莉，等 . 单气囊小肠镜诊断近段空肠多发憩室一例 [J]. 中华消化内镜杂志，2015，32（6）：416.

[14] 赵涛，余强，张刚，等 . 胶囊内镜诊断空肠憩室并肠黏连一例 [J]. 中华消化病与影像杂志（电子版），2015，5（2）：97-98.

[15] 郝华，徐芬，张昕昕，等 . 小肠多发性憩室并肠梗阻 1 例 [J]. 诊断病理学杂志，2015，22（3）：189.

（姜海涛）

病例 5
肠系膜恶性上皮性间皮瘤

病例摘要

患者女，53 岁。因"腹胀 1 月余"入院。

【既往史】高血压病史 6 年余，控制可，否认糖尿病、心脏病等病史。

【查体】腹膨隆，未见肠型及蠕动波，肝脾肋下未触及，无压痛及反跳痛，左下腹可及包块，大小约 5 cm×5 cm，质硬，活动可，肠鸣音约 3 次 / 分，移动性浊音阴性。

【辅助检查】白细胞计数 11.0×10⁹/L，中性粒细胞百分比 77.2%，血小板计数 541×10⁹/L，白蛋白 30.8 g/L，超敏 C- 反应蛋白 169.31 mg/L，铁蛋白 658.6 ng/mL，细胞角蛋白 19 片段 37.4 ng/mL，D- 二聚体 753 ng/mL，小便潜血 1+。腹部增强 CT

笔记

冠状位：腹腔大量积液，中下腹部肠系膜及网膜病变，提示恶性可能，转移性不除外（图 5-1）。PET-CT：腹膜明显增厚，右侧横隔前组淋巴结肿大，FDG 代谢均异常增高，恶性肿瘤可能，结核待排，腹盆腔大量积液。结核菌素试验阴性。腹腔穿刺置管，查腹水脱落细胞：腹水涂片中找到大量散在肿瘤细胞。

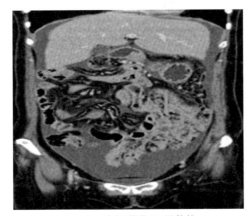

图 5-1　腹部增强 CT 冠状位

【初步诊断】①腹腔肿瘤；②腹水。

【治疗经过】给予抗感染、营养支持等对症治疗，患者腹胀缓解。于住院第 15 天在全身麻醉下行腹腔镜下肠系膜肿瘤切除活检术。术中见腹腔内广泛粘连，大量淡黄色腹水，肠系膜上多发白色肿瘤结节，较大者位于左下腹肠系膜处，约 5 cm×5 cm（图 5-2）。因肿瘤广泛转移，无法根治性切除，遂分离腹腔粘连后，切取肿瘤组织送病理活检，并腹腔内灌注雷替曲塞 4 mg 化疗。术后病理切片检查：（肠系膜肿物）恶性肿瘤，结合免疫组织化学结果，符合上皮性间皮瘤，CK7（＋＋＋）、CK20（－）、CKpan（＋＋＋）、MC（HBME1）（＋）、CK5/6（＋＋）、Wilms' Tumor（部分＋）、Calretinnin（＋＋＋）、D2-40（＋）、Ki-67（＋）70%、ER（－）、

PR（－）、PAX-8（－）（图 5-3）。术后恢复可，患者及家属放弃进一步治疗，出院。

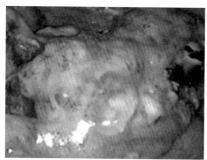

图 5-2　术中所见

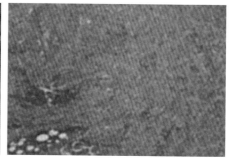

图 5-3　术后病理切片检查（HE 染色，10×）

讨论和分析

恶性上皮性间皮瘤是临床上极为少见的一种疾病，肿瘤来源于胸膜、腹膜、心包和鞘膜等体腔表面的间皮细胞，侵袭性强，预后较差，多发于高龄人群，近年来在全球发病率逐年增高，误诊率较高。腹膜的发病率仅次于胸膜，约占全部的 1/3。

肠系膜恶性上皮性间皮瘤起源于肠系膜表面具有双向分化潜能的间皮细胞或间皮下原始间叶细胞，主要发生在 45 岁以上人群中。石棉暴露史是发病的主要因素，30% ～ 40% 的患者有长期石棉接触史。其他可能病因还包括放射线、病毒、基因遗传等因素，但其确切病因尚不完全清楚。临床早期症状不明显，中晚期可出现腹痛、腹胀、腹水、腹部肿块、胃肠道和全身症状。恶性间皮瘤很容易直接浸润胃肠道、肝脏、胆囊、胰腺、肾脏、膀胱和前列腺等腹盆腔脏器，并且极易通过血液和淋巴发生远处转移。常见晚期并发症包括消瘦、乏力、下肢水肿、呼吸困难和排尿不畅

笔记

等。由于肿瘤挤压胃肠道、与胃肠粘连并侵犯胃肠道壁，可能会引起肠梗阻。本例患者住院期间逐渐出现消瘦和下肢水肿等症状，这主要是由恶性肿瘤的消耗和腹腔大量腹水导致。

肠系膜恶性上皮性间皮瘤的临床表现缺乏特异性，很难与结核性腹膜炎、腹腔内转移性肿瘤和原发性乳头状腹膜肿瘤等其他腹膜原发恶性肿瘤等疾病相鉴别，且生长部位较隐匿，故诊断较难。目前诊断主要基于其临床表现、实验室检查、影像学检查和组织病理学检查，四者的诊断符合率决定最终诊断的正确性。实验室检查包括血液和腹水检查。肠系膜恶性间皮瘤的患者可能出现低血糖、血小板增高、血纤维蛋白降解产物增多和高免疫球蛋白血症，部分患者可有 CA125 升高。腹水中透明质酸的测定对诊断有参考价值，间皮瘤细胞具有分泌透明质酸的功能，其浆膜渗出液中透明质酸的浓度可达 0.8 g/L 以上；同时恶性间皮瘤患者腹水中酸性黏多糖水平增高，腹水中人绒毛膜促性腺激素水平亦可增高；此外腹水脱落细胞检查具有一定的价值。影像学检查包括胃肠道造影、腹部 B 超、CT 扫描、MRI 检查、腹腔动脉造影和腹腔镜检查等。据报道，电镜检查是诊断恶性上皮性间皮瘤的金标准。

肠系膜恶性上皮性间皮瘤的预后较差，中位生存期仅约 11 个月，尚缺乏规范性的治疗方法。目前主要治疗方法包括手术切除、放化疗和生物免疫等。手术治疗主要是针对 I 期和 II 期患者，手术方式包括肿瘤根治性切除和姑息性切除。即对肿瘤较小、病灶较局限者，应完整切除肿瘤及受累器官；若病变广泛，手术无法切除者，则行姑息性手术以缓解症状；对生物学行为低度恶性的间皮瘤，如有复发可行再次手术。放疗适用于手术切除不彻底或

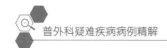

无法切除的患者，包括外照射和内照射，根据病变范围选择全腹照射或局部照射。化疗分为全身化疗和腹腔内灌注化疗。腹膜间皮瘤对化疗中度敏感，常用药物包括多柔比星、环磷酰胺、顺铂、长春新碱等，其中多柔比星效果最佳。生物免疫治疗是通过调动机体的固有免疫功能抵御和消灭肿瘤，主要作用细胞和物质包括淋巴细胞、干扰素和白细胞介素等。早期彻底的减瘤手术联合全身及腹腔内化疗可以明显改善预后。其中腹腔内灌注化疗效果肯定，既能消灭术后残留肿瘤组织，减少复发，还能使部分失去手术机会的患者肿瘤缩小，腹水减少，病情得到良好控制。另有报道称，雌孕激素可以有效延长患者的中位生存期。

综上所述，通过对该病例的学习总结，我们明确了肠系膜恶性上皮性间皮瘤的常见诊断和治疗方法，从而更好地为临床服务。

参考文献

[1] HUANG Y, ALZAHRANI N A, LIAUW W, et al. Effects of sex hormones on survival of peritoneal mesothelioma[J]. World Journal of Surgical Oncology, 2015, 13：210-216.

[2] CAO S, JIN S, CAO J, et al. Advances in malignant peritoneal mesothelioma[J]. Int J Colorectal Dis, 2015, 30（1）：1-10.

[3] 苗兰芳，雷瑞雪，杨海军.8例胸膜上皮型恶性间皮瘤临床病理观察 [J]. 国际医药卫生导报，2016，22（13）：1888-1890.

[4] YOU Q, ZHAO J, SHI G, et al. Epithelioid malignant mesothelioma presenting with features of gastric tumor in a child[J]. Int J Clin Exp Pathol, 2014, 7（5）：2636-2640.

[5] MENSI C, D E MATTEIS S, CATELAN D, et al. Geographical patterns of mesothelioma incidence and asbestos exposure in Lombardy, Italy[J]. Med Lav, 2016, 107（5）：340-355.

笔记

[6] PILLAI K，POURGHOLAMI M H，CHUA T C，et al. Oestrogen receptors are prognostic factors in malignant peritoneal mesothelioma[J]. J Cancer Res Clin Oncol，2013，139（6）：987-994.

[7] UGURLUER G，CHANG K，GAMEZ M E，et al. Genome-based mutational analysis by next generation sequencing in patients with malignant pleural and peritoneal mesothelioma[J]. Anticancer Res，2016，36（5）：2331-2338.

[8] FRONTARIO S C，LOVEITT A，GOLDENBERG-SANDAU A，et al. Primary peritoneal mesothelioma resulting in small bowel obstruction：a case report and review of literature[J]. Am J Case Rep，2015，16：496-500.

[9] 邓科，崔巍，汪闻夕，等 . 原发性盆腔腹膜外肿瘤 18 例诊治分析 [J]. 浙江医学，2016，38（14）：1199-1203.

[10] ALEXANDER H R JR，BURKE A P. Diagnosis and management of patients with malignant peritoneal mesothelioma[J]. J Gastrointest Oncol，2016，7（1）：79-86.

[11] OCZYPOK E A，OURY T D. Electron microscopy remains the gold standard for the diagnosis of epithelial malignant mesothelioma：a case study[J]. Ultrastruct Pathol，2015，39（2）：153-158.

[12] LEINWAND J C，CHABOT J A，KLUGER M D. Preventing recurrence of diffuse malignant peritoneal mesothelioma[J]. Expert Rev Anticancer Ther，2016，16（9）：989-995.

[13] PASSOT G，VAUDOYER D，VILLENEUVE L，et al. What made hyperthermic intraperitoneal chemotherapy an effective curative treatment for peritoneal surface malignancy：a 25-year experience with 1，125 procedures[J]. J Surg Oncol，2016，113（7）：796-803.

[14] ORGIANO L，PANI F，ASTARA G，et al. The role of "closed abdomen" hyperthermic intraperitoneal chemotherapy（HIPEC）in the palliative treatment of neoplastic ascites from peritoneal carcinomatosis：report of a single-center experience[J]. Support Care Cancer，2016，24（10）：4293-4299.

[15] TAIOLI E，WOLF A S，CAMACHO-RIVERA M，et al. Women with malignant pleural mesothelioma have a threefold better survival rate than men[J]. Ann Thorac Surg，2014，98（3）：1020-1024.

（姜海涛）

病例 6
腹腔镜胰十二指肠切除治疗
胰腺导管内乳头状黏液性肿瘤

病例摘要

患者男，60岁。因"发现胰腺肿物1月余"于2017年6月16日入院。

【现病史】右上腹疼痛，程度较轻，无其他伴随症状。

【既往史】否认高血压、糖尿病、心脏病等疾病史，否认吸烟、饮酒史。

【查体】腹平软，未见肠型及蠕动波，肝脾肋下未触及，右上腹轻压痛，无反跳痛、肌卫，未触及包块，肠鸣音约4次/分，移动性浊音阴性。

【辅助检查】外周血：白细胞计数 5.7×10^9/L，中性粒细胞百分比51%，铁蛋白 912.7 g/L，ALT 74 IU/L。胰腺薄层增强CT

检查示胰腺钩突部囊性占位（图 6-1）。

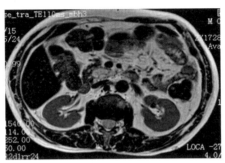

胰头钩突部增大，内见多房囊状改变，大小约 23 mm×38 mm×38 mm，病灶与主胰管相通，
胰管轻度扩张约 6 mm，病变弥散未受限，增强后囊壁可见中度强化。

图 6-1　胰腺薄层增强 CT 检查

【初步诊断】胰腺导管内乳头状瘤（分支胰管型）。

【治疗经过】完善相关检查排除手术禁忌后，于住院第 3 天全身麻醉下行腹腔镜胰十二指肠切除术，术中切除标本见胰腺钩突部囊实性肿块，穿刺抽出无色透明液体，囊腔与主胰管相通（图 6-2）。术后病理活检示胰腺导管内乳头状黏液性肿瘤伴导管上皮低级别上皮内瘤变，个别区高级别上皮内瘤变（图 6-3），肿块大小为 30 mm×30 mm×20 mm，十二指肠上下切缘（−），胆管切缘（−），胰腺切缘（−）。术后恢复好，于术后第 11 天出院。

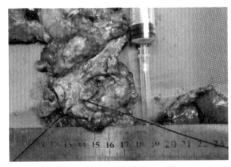

可见胰腺钩突部囊实性肿块，呈多房性，
直径约 30 mm。

图 6-2　术中切除胰十二指肠标本

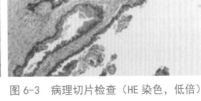

图 6-3　病理切片检查（HE 染色，低倍）

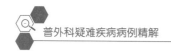

【随访】1个月未见不适。

讨论和分析

胰腺导管内乳头状黏液性肿瘤（intraductal papillary mucinous neoplasm of the pancreas，IPMN）起源于主胰管或分支胰管，是一种以内乳头状增殖的黏膜上皮分泌黏液为特点的疾病。该肿瘤较为罕见，发病率仅约1/10万，主要发生在60岁以上的老年男性，其诊断率逐年上升。从形态学上根据肿瘤发生于胰管的位置和累及范围将IPMN分为：主胰管型、分支胰管型和混合胰管型，其发病原因尚不明确，临床多无症状，部分患者可表现为腹痛、腹胀、乏力、体重减轻、胰腺炎反复发作、恶心和黄疸等症状。IPMN具有一定的恶变倾向，所以及早确诊治疗至关重要。Tanaka指出主胰管型、混合型混合胰管型和具有高危因素的患者（有临床症状、肿块＞30 mm、有壁结节、胰管扩张＞6 mm）应及时行手术治疗，对于可疑患者应采用超声内镜或细胞学检查，亦应积极进行手术干预。在本例患者中，我们得知其胰腺的肿块约30 mm，胰管扩张6 mm，有壁结节强化和腹痛等临床症状，符合恶变倾向，故应限期行外科手术治疗。

IPMN症状缺乏特异性，所以通过临床表现诊断较难。胰腺薄层增强CT和MRI等辅助检查可以提高术前诊断的准确性。胰腺增强CT和MRI的基本影像表现为：主胰管扩张（胰头＞5 mm，胰体＞4 mm，胰尾＞3 mm）；主胰管内壁结节的大小及强化；胰腺实质萎缩（胰头＜20 mm，胰体或胰尾＜10 mm）；分支胰管扩张；主胰管或分支胰管内钙化；胆道梗阻；慢性胰腺炎。合理的术前管理和早期手术治疗对 IPMN 的预后极为重要。本例患者手术采用腹腔镜胰十二指肠切除术，术后病理提示胰腺导管内乳头状黏液性肿瘤伴导管上皮内瘤变，切缘阴性，未见转移，充分体现了外科的微创原则和我院的普外科手术水平，同时围手术期完善管理，综合治疗，术后恢复良好。本例患者随访 3 个月未见复发转移。

综上所述，通过对该病例的系统学习，我们明确了胰腺导管内乳头状黏液性肿瘤的常见诊断和治疗方法，从而更好地为医学服务。

参考文献

[1]　王茜，陈浩宇，陈洁 . 胰腺导管内乳头状瘤的分子特征和病理机制 [J]. 中华胰腺病杂志，2016，16（6）：429-432.

[2]　周尊强，佟大年，韩峻峰，等 . 全胰腺及十二指肠切除治疗胰腺导管内乳头状瘤癌变一例 [J]. 中华肝胆外科杂志，2017，23（2）：99，103.

[3]　BUDDE C，BEYER G，KÜHN J P，et al. The clinical and socio-economic relevance of increased IPMN detection rates and management choices[J]. Viszeralmedizin，2015，31（1）：47-52.

[4]　边云，李骁，陈炜，等 . CT 和 MRI 对主胰管型胰腺导管内乳头状黏液瘤良恶性鉴别的价值 [J]. 中华胰腺病杂志，2015，15（3）：182-186.

[5]　ROCH A M，DEWITT J M，AL-HADDAD M A，et al. Nonoperative management of main pancreatic duct-involved intraductal papillary mucinous neoplasm might be indicated in select patients[J]. J Am Coll Surg，2014，219（1）：122-129.

（姜海涛）

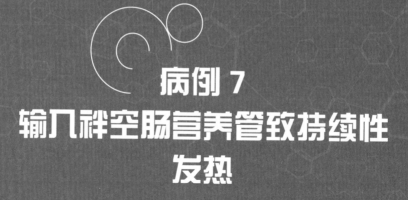

病例 7
输入祥空肠营养管致持续性发热

病例摘要

患者男，64岁。因"恶心、呕吐伴腹胀3天"于2017年12月6日入院。

【既往史】有高血压病史10年余，平日控制可，否认糖尿病、心脏病、肝炎、结核等病史。2017年11月24日在上海华山医院行"胰十二指肠切除术"，病理示胰腺黏液性囊腺瘤伴不典型增生，术后恢复可。吸烟20余年，约20支/日，已戒2个月，否认饮酒史。

【查体】腹平坦，未见胃肠型及蠕动波，全腹触诊软，无压痛，无反跳痛及肌卫，全腹未触及包块，肝肾区无叩击痛，肠鸣音5次/分，移动性浊音阴性。

【辅助检查】白细胞计数 6.8×10⁹/L，中性粒细胞百分比 75.6%，C- 反应蛋白 4.24 mg/L，凝血酶时间 21.3 秒，D- 二聚体 1117.0 ng/mL。上消化道碘剂造影：胃部分切除术后改变（毕Ⅱ），胃蠕动较慢伴胃液潴留（图 7-1）。全腹 CT：胃空肠吻合术后短期改变，左肝内胆管少许积气，两肾盏多发小结石，盆腔少量积液（图 7-2）。

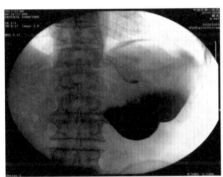
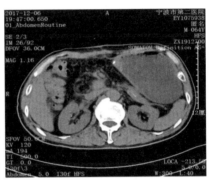

图 7-1　上消化道碘剂造影　　　　　　图 7-2　全腹 CT

【初步诊断】①不完全性肠梗阻；②胰十二指肠切除术后；③高血压。

【治疗经过】给予禁食、胃肠减压、抗感染、生长抑素、抑酸、止吐、补液和中医针灸等治疗后症状略缓解，于住院第 15 日在内镜下行空肠营养管置入术，术中见吻合口黏膜充血，见吻合钉及溃疡，吻合口狭窄，内镜不能通过，置入空肠营养管 1 根（图 7-3）。当日患者即出现寒战、高热，最高体温 39 ℃。复查白细胞计数 5.8×10⁹/L，中性粒细胞百分比 85.2%，C- 反应蛋白 25.26 mg/L，上消化道碘剂造影和腹部 CT 未见明显异常。每日给予肠内营养后均出现发热，最高体温 39.5 ℃，血培养未见细菌，尿、粪、痰未见真菌，结核杆菌检测阴性。2017 年 12 月 27 日再次行上消化道碘剂造影示：空肠营养管体内端位于输入袢内，上消化道及近段小肠通畅（图7-4），遂将空肠营养管拔除，观察几日均未出现发热现象，进食良好，准予出院。

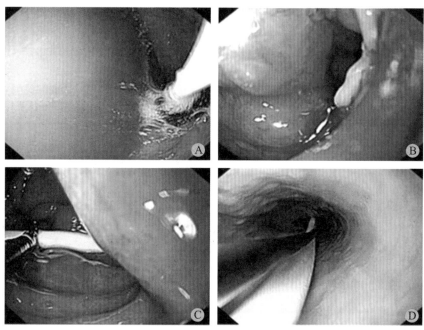

图7-3　内镜下行空肠营养管置入术

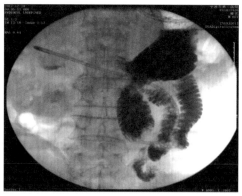

图7-4　上消化道碘剂造影

【随访】随访1个月，患者进食、排便均正常，未见呕吐再发，复查腹部CT未见异常。

 笔记

讨论和分析

肠内营养（enteral nutrition，EN）作为长期禁食患者营养支持的首选方法，日益受到临床医师的重视。自 1858 年 Busch 首次应用以来，肠内营养已经历了一个多世纪，技术方面日臻成熟，但因其属于侵入性操作，置管位置不当会引发相关问题，所以需要严格把握指征，提高操作准确性。长期禁食患者可采用肠外（parenteral nutrition，PN）或肠内营养，二者效果相似，但持续 PN 会引起肠黏膜萎缩、肠屏障功能受损、消化道细菌易位、内源性感染等并发症。相比 PN，EN 具备多方面优点：①营养吸收符合人体生理结构，营养能更好地被利用，提高机体的营养状况；②有利于肠道功能的快速恢复；③改善肠黏膜通透性，提升免疫功能，维持黏膜屏障完整性，降低肠源性感染的发生率；④减少静脉输液量，降低心肺并发症的发生率；⑤相对减轻患者的经济负担。在本文患者中，由于术后胃瘫需长期禁食，EN 可作为最佳营养支持方案。EN 地提供主要依靠空肠营养管的介导，空肠营养管的置管方法包括手术和非手术两种。手术方法有术中放置空肠营养管、空肠造口术；非手术方法有常规法、X 线透视引导法、超声引导法和内镜引导法。胃镜下放置空肠营养管明显优于常规置管法，可避免 X 线损害，减少手术创伤，成功率可达 85% ～ 100%。空肠营养管会引发一定的并发症，常见的并发症包括咽痛、呛咳、恶心、呕吐、腹痛、肠穿孔及消化道出血等。本例患者的空肠营养管头端位于空肠输入袢，导致持续性发热，考虑原因有以下几种可能：①营养液进入输入袢，不能及时流出到

笔记

输出袢，致输入袢肠内压力增加，营养液逆行进入胆道，导致胆管高压，引发胆源性发热；②营养液进入输入袢，不能及时流出到输出袢，致输入袢肠内压力增加，营养液逆行进入胰管，引发胰源性发热；③肠道内细菌向输入袢营养液处迁徙，逆行进入胆道，引发胆管炎导致发热。

总之，通过对该病例的回顾总结，我们明确了持续性发热是由输入袢处空肠营养管所导致的，但具体机制尚不明确，需要多中心大样本的深入探究。该病例为肠内营养领域积累了宝贵的经验。

参考文献

[1] 姜彤，赵玉斌.空肠营养管置管方法研究进展 [J].解放军医药杂志，2011，23（5）：94-96.

[2] 欧希龙，孙为豪，曹大中，等.胃镜下放置空肠营养管建立肠内营养 [J].中华消化内镜杂志，2006，23（1）：61-62.

[3] 杨朝纲，熊斌，杨帅龙.胃癌术后早期肠内营养支持的研究现状 [J].中华普通外科杂志，2015，30（6）：500-502.

[4] LIU H，LING W，SHEN Z Y，et al.Clinical application of immune-enhanced enteral nutrition in patients with advanced gastric cancer after total gastrectomy[J]. J Dig Dis，2012，13（8）：401-406.

[5] 陈奕宽，沈丹平，张子臻，等.三腔喂养管和空肠造瘘术在老年胃癌患者术后早期肠内营养中的临床疗效 [J].中华普通外科杂志，2015，30（12）：961-964.

[6] 张克俭，王远新，王晓娣，等.经胃镜快速放置空肠营养管 [J].中华消化内镜杂志，2002，19（1）：53.

（姜海涛）

病例 8
肝畸胎瘤切除

病例摘要

患者女，68岁。因"发现肝占位10年余"于2021年8月30日入院。

【现病史】患者10年前体检查腹部B超提示肝脏占位，大小约3 cm，无明显伴随症状，未予以治疗。4年前复查腹部B超提示肝脏占位，大小约7 cm，未行治疗，后定期复查。1个月前复查腹部B超示肝内多条分隔，见钙化灶，大小约10 cm×9 cm，为求进一步诊治入院。

【既往史】30年前因盆腔畸胎瘤行子宫次全切除术，术后行规范化疗。否认高血压、糖尿病、心脏病等疾病史，否认吸烟、饮酒史。

【查体】腹平软，下腹部可见一长约 10 cm 的陈旧性手术瘢痕，腹部无压痛及反跳痛，无肌卫，未触及明显包块，肠鸣音约 3 次 / 分，移动性浊音阴性。

【辅助检查】血液学指标：糖类抗原 19-9 676.9 U/mL，糖类抗原 125 40.4 U/mL，糖类抗原 15-3 20.3 U/mL。肝胆 MR 平扫弥散 + 增强：右肝巨大占位，畸胎瘤首先考虑（图 8-1A，图 8-1B）。PET-CT 检查：右肝多发囊性密度结节及团块影，病变伴多发小钙化，囊壁边缘轻度 FDG 代谢增高（图 8-1C，图 8-1D）。

【初步诊断】结合临床病史，考虑畸胎瘤可能，不除外恶变可能。

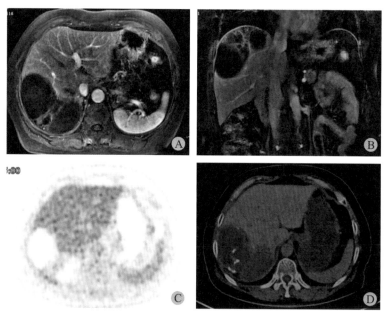

图 8-1　肝胆 MR 及 PET-CT 检查

【治疗经过】完善相关检查排除手术禁忌后，在全身麻醉下行右肝肿瘤切除术，手术时长 200 分钟，出血约 50 mL。手术标本见肿瘤包膜完整，切开后可见多房囊性组织，并有部分钙化成分

（图 8-2）。术后病理示：右肝肿块部分肝脏切除标本，切面大部呈多房囊性，大小约 8.9 cm×3.5 cm×8.3 cm，镜下肿瘤与肝实质分界清楚，外有包膜，肿瘤各种成分分化成熟，局部查见脑组织（图 8-3）。患者术后恢复良好，于术后第 12 日出院。

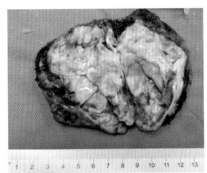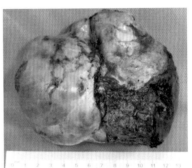

图 8-2 外科手术标本

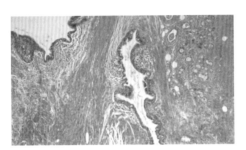

图 8-3 病理切片检查（HE 染色，10×）

讨论和分析

畸胎瘤是一种起源于生殖细胞的先天性肿瘤，主要发生于卵巢或睾丸，其次见于纵隔、后腹膜和骶尾部等躯体中线部位，肝内发病较为罕见。肝畸胎瘤临床症状无特异性，可有肝区疼痛和肿瘤压迫邻近脏器所致的腹胀、恶心、呕吐、便秘等症状。治疗应以手术为主，可明确诊断同时防止恶变转移。根据分化程度，肝畸胎瘤可

笔记

43

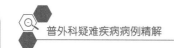
分为成熟性和未成熟性畸胎瘤，女性多于男性，婴幼儿多于成人，多为良性，只有极少数为恶性，恶性率随年龄的增长而上升。主要的发病原因为原始胚胎细胞在遗传和环境因素的作用下残留于肝脏，所以畸胎瘤中包括两三种胚层成分。肝畸胎瘤具有潜在恶变及残留复发的特性，所以早期根治性手术治疗至关重要。

超声、CT 和 MRI 检查结合相关病史基本可以确诊。超声是临床上首选的检查和随访手段，准确率可达 80% 以上。畸胎瘤的超声影像表现为肿块包膜轮廓光整，内部可见斑块状强回声伴声影，也可为脂 – 液分层。畸胎瘤 CT 表现为密度不均的囊实性肿块，囊内可见脂肪、毛发及高密度钙化影，囊壁厚薄不均，边缘光整。通过多平面成像，MRI 也有助于确定畸胎瘤的起源器官、肿瘤范围和可切除性，表现为肿块界限清楚，DWI 呈不均匀高信号，反相位见斑片状低信号。

目前肝畸胎瘤的标准治疗为根治性外科手术，并且是唯一彻底治愈的方法。本例患者右肝巨大肿块，手术采用右肝肿瘤切除术，术后病理提示右肝成熟性畸胎瘤，结合临床病史考虑为肝脏转移性畸胎瘤，术后恢复良好。该病例术前规划的难点在于：结合病史和影像分析，右肝巨大肿块，不除外恶变或转移可能，根治性切除有一定难度；患者有子宫次全切除手术史，腹腔肯定有粘连，为手术增加了一定难度；术后病理若为恶性，则预后相对较差，外科手术的优越性难以体现。外科手术的优点在于：彻底切除肿瘤，防止肿瘤继续增大压迫腹腔脏器及增加后期手术难度，也可防止其恶变；同时，对于已经恶变且尚未转移的肿瘤也能起到根治性治疗的效果。研究报道，畸胎瘤手术切除的治愈率可达 90%，但对于失去手术机会、无法切除、术后确诊为恶性或术后复发的患者，可选择常规化疗或放疗，细胞周期蛋白依赖性激酶抑制剂可能也有一定疗效。

本例患者随访至今，恢复良好，未见复发转移。综上所述，通过对该病例结合相关文献的系统学习，我们明确了肝畸胎瘤的常见诊治方法，以手术为主的综合治疗效果确切。随着医学技术的不断进步，分子靶向药物不断研发，相信对于恶性畸胎瘤的治疗也会日臻完善，从而为更多的患者带来福音。

参考文献

[1] 陈雄，田广磊，孟塬，等.原发性肝脏成熟型畸胎瘤伴恶变一例并文献复习 [J]. 中华肝胆外科杂志，2020，26（3）：222-223.

[2] 周金钊，李晓玲，赖清，等.原发性肝脏囊性畸胎瘤合并恶性黑色素瘤 1 例临床病理观察 [J]. 诊断病理学杂志，2019，26（2）：109-111.

[3] 汪雅洁，王树全.肝成熟性畸胎瘤 1 例 [J]. 河北医学，2015，21（11）：1934-1935.

[4] 庞飞雄，张嘉越.肝畸胎瘤一例 [J]. 中华普通外科杂志，2014，29（7）：558.

[5] 赵建国，蔡兵，邱斌，等.肝脏未成熟畸胎瘤 1 例 [J]. 中华肝脏病杂志，2010，18（1）：72.

[6] 唐志华，滕毅山.原发性肝脏畸胎瘤的诊疗综述 [J]. 世界最新医学信息文摘，2021，21（21）：57-58.

[7] 魏德强，李志敏，凌亚莉.肝脏畸胎瘤超声表现 1 例 [J]. 中国超声医学杂志，2008，24（10）：959.

[8] GUPTA R，BANSAL K，MANCHANDA V，et al.Mature cystic teratoma of liver[J].APSP J Case Rep，2013，4（2）：13.

[9] MARTIN L C，PAPADATOS D，MICHAUD C，et al.Best cases from the AFIP：liver teratoma[J].Radiographics，2004，24（5）：1467-1471.

[10] NARAYAN V，HWANG W T，LAL P，et al.Cyclin-dependent kinase 4/6 inhibition for the treatment of unresectable mature teratoma：long-term f ollow-up of a phase II study[J].Clin Genitourin Cancer，2016，14（6）：504-510.

（姜海涛）

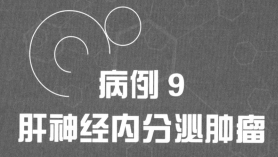

病例 9
肝神经内分泌肿瘤

📋 病例摘要

　　患者女，46岁。因"不规则阴道流血4月余"入院，以"异常阴道流血：子宫腺肌病？"收入院。

　　【查体】神志清，精神可，贫血面容，全身浅表淋巴结未及肿大，心、肺无特殊，全腹平坦，未见胃肠型及蠕动波，未见腹壁静脉曲张，全腹触诊软，无压痛、反跳痛及肌卫，全腹未及包块，肝脾肋下未及，Murphy征阴性，叩诊肝浊音界正常，无叩击痛，移动性浊音阴性，肾区无叩痛，肠鸣音4次/分。双下肢无水肿。妇科检查：外阴已婚未产型，阴道通畅，宫颈光，触血阴性，阴道内有较多血液，宫体前位，增大如孕3月余，质中，活动度差，无压痛，双侧附件区未及明显包块，无增厚，无压痛。

【辅助检查】妇产科超声示：子宫前位，子宫大小约为 107 mm×110 mm×109 mm，体积明显增大，双侧内膜厚约 20 mm，宫体肌层回声增粗，分布不均匀，左侧壁肌层可见大小约为 78 mm×68 mm×66mm 低回声区，形态尚规则，边界不清，内可见血流信号。常规行腹部二维超声及彩色多普勒血流成像（color doppler flow imaging，CDFI）检查示：肝内多发偏高回声团，形态规则，界清，内回声分布均匀，内未见明显血流信号，较大位于肝右后叶下段，大小约 49 mm×41 mm（图 9-1，图 9-2），余肝大小形态正常，包膜光滑，回声分布均匀，血管走向清晰。超声造影示：动脉期、门脉期和实质期三期均呈低增强（图 9-3，图 9-4）。肿瘤标志物：糖类抗原 125（203.20 U/mL）与糖类抗原 19-9（65.84 U/mL）均升高，甲胎蛋白和癌胚抗原均正常。上腹部增强 MRI：肝内可见多发长 T_1、长 T_2 异常信号影，弥散受限，增强扫描后，动脉期轻度不均匀强化，延时扫描病灶呈略低信号（图 9-5）。

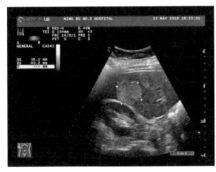
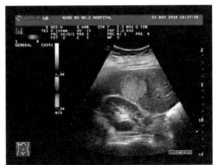

图 9-1　腹部二维超声：均匀高回声　　图 9-2　CDFI：未见血流信号

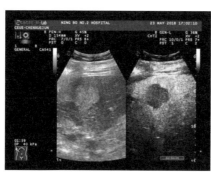 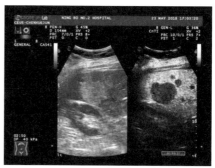

图 9-3　超声造影：门脉期呈低增强　　图 9-4　超声造影：实质期呈低增强

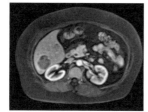 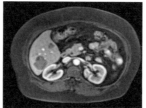 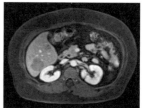

图 9-5　上腹部增强 MRI

【初步诊断】①子宫腺肌病伴腺肌瘤；②肝内多发占位，首先考虑肝细胞癌（多中心性）。

【治疗经过】超声引导下肝肿物 16 G 半自动活检枪穿刺活检（图 9-6），病理结果示镜下见高分化神经内分泌肿瘤（图 9-7），G1。首先考虑转移性，原发也不完全除外；CK7（－）、CK19（－）、CK20（＋）90%、S100P（－）、Muc-1（＋）90%、Hepatocyte（－）、CD34（－）、Ki-67（＋）　＜ 5%、CD56（－）、Syn（＋＋＋）95%、CgA（－）、CK（pan）（＋）70%、GATA-3（－）、PAX-8（－）、Wilms Tumor（－）。遂进一步肠镜示：距肛门 10 cm 可见直肠肿物一枚，表面高低不平，糜烂出血。同时全腹部增强 CT 示：①直肠左后壁增厚，周围肠系膜间隙多发肿大淋巴结，直肠癌伴系膜区淋巴结转移考虑；请结合内镜及病理；②肝内多发占位，转移考虑。肠镜活检病理示：结合 HE 染色形态及免疫组织化学，符合神经内分泌肿瘤，倾向 G1；Syn（＋）、CgA（－）、CD56（＋）、Ki-67（＋）约 2%、CK（pan）（＋）、CEA（－）、CD31（＋）脉管、D2-40（＋）脉管。

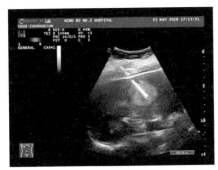

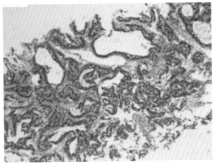

图 9-6　肝肿物穿刺活检　　　　图 9-7　病理：高分化神经内分泌肿瘤

【最终诊断】①直肠神经内分泌肿瘤；②肝继发神经内分泌肿瘤；③子宫腺肌病。

【后续治疗】完善术前检查和化验，排除手术禁忌证行全麻下直肠肿瘤和肝肿瘤切除手术。

讨论和分析

神经内分泌肿瘤（neuroendocrine neoplasm，NEN）：多见于消化道，常见发病部位为胰腺、直肠，易转移至肝脏。直肠神经内分泌肿瘤（rectal neuroendocrine neoplasm，RNEN）的生物学特性与其他神经内分泌肿瘤有很大不同，是一种有恶性潜能、生长缓慢的肿瘤，RNEN 患者在诊断时仅有 3% 发生局部转移，4% 发生远处转移。诊疗原则：外科手术是目前治疗 RNEN 原发病灶和

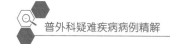

肝转移病灶的首选方式，当肝转移灶无法行外科手术治疗时可以考虑采用局部消融术治疗和介入治疗；RNEN 的化疗和分子靶向治疗多参照胰腺神经内分泌肿瘤的用药方案，可使患者获得部分缓解或病情稳定，并延长生存时间。

肝内高回声团的超声鉴别诊断有肝血管瘤、肝局灶性脂肪浸润、局灶性结节增生、肝硬化结节、原发性肝恶性肿瘤、肝转移癌等。

（1）肝血管瘤：肿瘤呈圆形或椭圆形，边界清晰，形态规则，内部结构多数呈"筛网状"，较小者多为均匀的强回声。部分病灶周边回声增强，部分周边表现为毛刺状，清晰锐利，部分自周边向内延伸的小的管状结构，表现为"裂隙"征。

（2）肝局灶性脂肪浸润：典型局灶性脂肪浸润呈非球形，边界多欠清，无占位效应，其内血管形态、分布无异常；位于肝包膜下者，肝缘无局限性隆起。

（3）局灶性结节增生：病变常呈低回声或等回声，也有呈高回声的，分布欠均匀，中心部分常有高回声斑点，边界清，边缘常不规则。

（4）肝硬化结节：肝脏形态失常，体积缩小，回声增高、增密，分布不均匀，肝内呈网状高回声。

（5）原发性肝恶性肿瘤：较少见，当肝癌组织内有大片脂肪变性、透明细胞或非液化性不均匀性坏死时，声像图上显示为高回声，分布较不均匀，后方回声多无增强。

（6）肝转移癌：常见于消化道肿瘤转移，呈不均匀高回声团，形态欠规则，边界尚清。

肝高回声团的诊断和鉴别诊断还是比较困难的，首诊时的低年资超声医生检查发现肝内多发高回声团，想当然的考虑为肝血管瘤，没有进一步询问病史和结合临床表现。其实该患者4个月前曾行腹部超声检查，当时肝内未见明显占位回声，现在4个月后肝内出现多发高回声占位，可以排除肝血管瘤等良性肿瘤，首先考虑为肝恶性肿瘤；超声造影呈三期低增强，首先考虑为转移性肝恶性肿瘤。虽然上腹部MRI提示为肝细胞癌（多中心性），但该患者没有肝炎、肝硬化病史，甲胎蛋白正常，糖类抗原125和糖类抗原19-9升高，不是很支持原发性肝细胞肝癌，最终需要穿刺活检病理证实。

参考文献

[1] 刘利平，董宝玮，于晓玲，等.超声造影对肝内高回声病变的鉴别诊断价值[J].中华超声影像学杂志，2008，17（4）：315-318.

[2] 孟曼，令狐恩强，赵坡，等.不同病理分级的直肠神经内分泌肿瘤的临床特征与预后分析[J].中华消化外科杂志，2014，13（10）：789-792.

[3] 毛威麟，吕洋，许雪峰.直肠神经内分泌肿瘤及其肝转移的治疗进展[J].中华消化外科杂志，2017，16（7）：762-766.

[4] 周永昌，郭万学.超声医学.4版[M].北京：科学技术文献出版社.2004：888-946.

（章美武）

病例 10
原发性巨大肝脏神经内分泌肿瘤

病例摘要

患者男，63岁。因"腹胀1月余"入院。

【现病史】1个月前无明显诱因出现腹胀，呈持续性，与进食无关，无加重或缓解因素，未予以重视，未给予治疗。1个月来上述症状持续存在，遂至我院就诊。查腹部CT示肝左叶巨大占位，建议进一步检查；腹主动脉旁，盆腔多发淋巴结轻度增大。门诊以"肝占位性病变"收治入院。

【查体】腹膨隆，蠕动波未见，无压痛及反跳痛，肝脏肋下未触及，胆囊未触及，脾脏未触及。

【辅助检查】①实验室检查：血常规：白细胞计数 9.6×10^9/L，中性粒细胞计数 8.2×10^9/L，红细胞计数 3.34×10^{12}/L，血红蛋白

笔记

99 g/L；肝功能：AST 268 U/L，ALT 178 U/L；肿瘤标志物：神经元特异性烯醇化酶 52.13 ng/mL。②影像学检查：CT 平扫＋增强：肝左叶巨大肿瘤，局部外生性，考虑恶性，建议结合病理（图 10-1）；MRI 平扫＋增强：肝左叶巨大肿瘤伴出血、局部外生性，倾向肉瘤类恶性肿瘤，建议结合病理（图 10-2）；二维超声＋超声造影（图 10-3）：肝脏形态失常，回声分布欠均，肝左叶可见大小约 204 mm×126 mm 的混合回声，边界清，形态欠规则，内回声不均，可见片状无回声区，内可见血流信号。标定肝左叶混合回声病灶为靶目标，肘静脉团注注射用六氟化硫微泡造影剂 2.4 mL 后观察：该区域与周围肝组织比较，三期与肝组织呈不均匀同步强化。结合超声造影考虑恶性病灶，请结合病理。

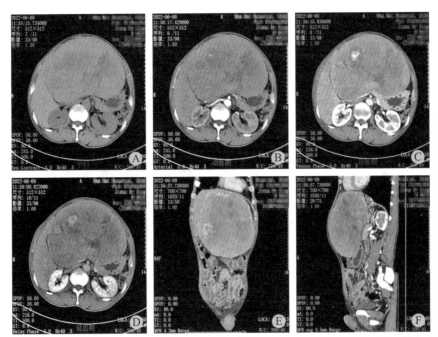

A. 肝左叶可见一巨大团块状不均密度影，局部与肝左叶分界不清，并向外下膜隆起生长，其内可见多发斑片状低密度影；B. 动脉期；C. 静脉期；D. 延迟期：增强后不均匀性渐进强化、渐进性增多，肿块推压邻近脏器，见肝动脉供血，肿块内见多发血管影；E. 静脉期冠状位；F. 静脉期矢状位。

图 10-1　CT 平扫＋增强检查

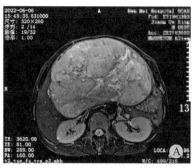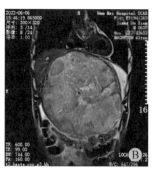

A.MRI 平扫：肝左叶可见一巨大团块状混杂信号影，以长 T1、长 T2 信号为主，其内另可见斑片状短 T1 信号影，大小约 209 mm × 125 mm × 216 mm，与肝左叶分界不清，并向外下膜隆起生长，弥散受限；B.MRI 冠状位平扫。

图 10-2　MRI 平扫＋增强检查

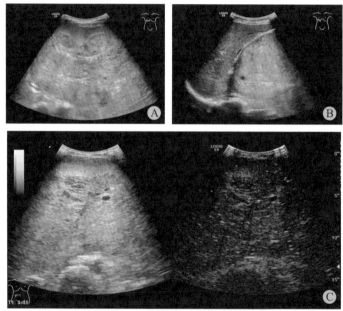

A、B.二维超声；C.超声造影延迟期。

图 10-3　二维超声及超声造影检查

【初步诊断】肝占位性病变。

【治疗经过】入院后完善检查，排除手术禁忌后在全身麻醉下行肝左叶切除术。肿瘤标本（图 10-4）大小约 20 cm × 15 cm，质硬，质地不均匀，有包膜，侵犯门静脉左支（切缘最近处距肿

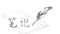

瘤约 2 cm）。病理提示：结合组织学形态（图 10-5）及免疫组织化学标记（图 10-6），符合神经内分泌肿瘤（G2），肿块大小约 23.0 cm×19.0 cm×14.0 cm，未见明确脉管及神经侵犯，烧灼肝切缘未见肿瘤累及。

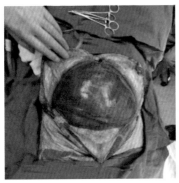
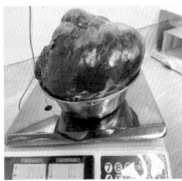

图 10-4　肿瘤标本

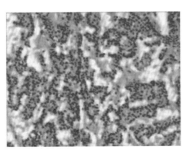
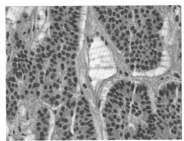

图 10-5　病理检查

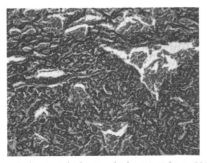

17（蜡块）（肝肿块）：CK7（-），CgA（+），Syn（+），Ki-67（+ > 2%，< 10%），CD56（+），CK（pan）（+），ATRX（+），P53（+ 强弱不等），SSTR2（+）。

图 10-6　免疫组织化学

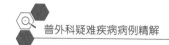
讨论和分析

既往研究表明，发生于肝脏的神经内分泌肿瘤大多为转移性，原发性者较为罕见。原发于肝脏者临床症状不典型，实验室检查和肿瘤标志物均缺乏特异性，多数为上腹不适、黄疸、右上腹包块、体质量下降和腹泻等非特异性症状，主要由于肿瘤本身或压迫邻近脏器所引起，发现时肿块往往体积很大，如本例患者，左外叶巨大肿块，产生压迫症状后才就诊。因此，影像学检查在肝脏神经内分泌肿瘤的发现、辅助诊断、治疗及随访复查中显得尤为重要。超声以其经济、方便、实时性和无放射性等优势，始终作为肝脏占位性病变的首选影像学检查方法。随着技术的进步，超声造影在弥补了二维超声不足的同时，又有动态、实时观察肝肿瘤增强到消退全程的特点，可较好地反映肿瘤的血供特征。本例患者的超声造影表现为三期不均匀同步强化，这与王文清的研究中得出肝原发性神经内分泌肿瘤的增强形式以整体增强为主的结论一致。但汪瀚韬等的研究表明，肝脏神经内分泌肿瘤病灶超声造影的增强-减退模式主要分为"快进快出"和"同进快出"两种。林晓娜等研究也表明，原发性肝脏内分泌肿瘤多呈现"快进快出"的增强模式。本例患者的增强模式区别于既往研究，分析其原因，一方面，可能由于本病例肿瘤体积较大（20 cm×15 cm），瘤体内部新生血管与成熟血管之间相互交错、部分吻合，同时新生动脉与静脉间分界不清，导致静脉回流障碍，从而导致瘤体呈现不均匀强化。同时，较大的瘤体导致其瘤心区域较周缘区域成熟度较高，且存在坏死区域，所以导致增强模式的改变。另一方面，由于体积较大，肿瘤对正常肝组织供血血管产生压迫和侵袭，导致正常肝组织的增强模式发生变化，进而导致肿瘤相对于正常肝组织的增强模式及时相发生改变。

总之，超声造影在肝脏原发性神经内分泌肿瘤的诊断中具有一定的优势，同时结合 CT 及 MRI 检查可提高检出率及诊断率。

参考文献

[1] SAKAMOTO Y，SHIMADA S，KAMIYAMA T，et al. A case of laparoscopic hepatectomy for a primary hepatic neuroendocrine tumor [J]. Clin J Gastroenterol，2021，14（3）：876-880.

[2] HU H X，YU T. Primary hepatic neuroendocrine tumors：a case report[J]. Medicine（Baltimore），2019，98（50）：e18278.

[3] 汪瀚韬，王文平，张小龙，等 . 肝脏神经内分泌肿瘤的超声造影表现及与病理分级的对照研究 [J]. 肿瘤影像学，2018，28（3）：134-139.

[4] 林晓娜，陈洁，谢晓燕，等 . 肝脏神经内分泌肿瘤的超声表现 [J]. 中华超声影像学杂志，2018，27（8）：698-703.

[5] 王文清 . 肝脏原发性和转移性神经内分泌肿瘤的超声造影表现对比 [J]. 肝脏，2020，25（5）：498-500.

（吕淑懿）

病例 11
完全性雄激素不敏感综合征

病例摘要

患者女，37 岁。因"左腰部胀痛不适 11 小时"来院就诊。

【现病史】门诊泌尿系统彩超示：左肾前内下方见大小约 58 mm×47 mm 低回声（图 11-1），边界清，形态不规则，呈分叶状；CDFI 示血流信号不明显。随后患者行妇科阴道超声检查，提示未探及子宫及双侧附件回声，左侧附件区可见大小约 94 mm×79 mm 等回声（图 11-2），边界清，形态尚规则，可见完整包膜；CDFI 可见血流信号。门诊遂以"后腹膜占位，左附件区占位"收入院。

笔记

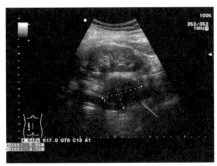
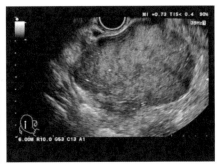

图 11-1　泌尿系统彩超探及后腹膜占位　　　图 11-2　妇科阴道超声可见左侧附件区
（红色箭头）　　　　　　　　　　　　巨大占位

【既往史】患者已婚未育，自述自幼子宫缺如，无月经来潮，未重视就医及进一步治疗。

【查体】体温 36.5 ℃，脉搏 70 次 / 分，呼吸 18 次 / 分，血压 118/70 mmHg；双乳房对称，乳晕着色浅，乳头小。妇科查体：无阴毛，棉签探及深约 50 mm 阴道，以上为盲端。肛门检查未触及宫颈及子宫体。

【辅助检查】实验室检查：促黄体激素 18.8 mIU/mL，促卵泡激素 31.4 mIU/mL，睾酮 7.10 nmol/L。染色体核型检查结果为 46，XY。下腹部增强 CT 检查：子宫及右侧附件未见，左侧附件区可见一大小约 82 mm×83 mm 的软组织肿块（图 11-3），CT 值约 46 Hu，增强后可见明显强化，CT 值约 66 Hu，邻近膀胱受压移位（图 11-4），周围间隙尚清，右侧腹股沟管可见一不规则低密度影，约 20 mm×26 mm（图 11-5），CT 值约 20 Hu，增强后未见明显强化。中腹部 MR 平扫＋增强：后腹膜区左侧腰大肌上方、腹主动脉左侧见一囊实性软组织占位，大小约 55 mm×31 mm×61 mm（图 11-6，图 11-7），边界欠清，囊壁厚薄不均，增强后壁强化较明显，周围见少许渗出，左肾周筋膜

笔记

增厚，左肾动脉被包绕，肾静脉受压移位。盆腔 MR 平扫：子宫及右侧附件未见，左侧附件区可见一约 82 mm×83 mm 大小软组织信号影（图 11-8），平扫呈等 T_1、略长 T_2 信号影，增强后可见明显较均匀强化，邻近膀胱受压移位，周围间隙尚清，右侧腹股沟管可见一不规则管状等 T_1、T_2 异常信号（图 11-9），大小约 20 mm×26 mm，增强后未见明显强化。

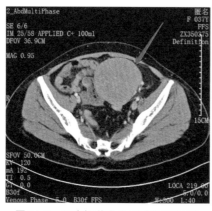

图 11-3　下腹部增强 CT 示左侧附件区巨大肿块（红色箭头）

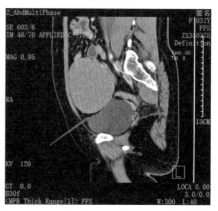

图 11-4　CT 检查矢状面可见肿块压迫膀胱（红色箭头）

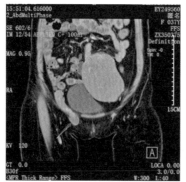

图 11-5　CT 检查冠状面可见右侧腹股沟管肿物（红色箭头）

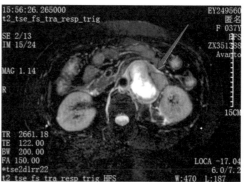

图 11-6　中腹部 MR 平扫＋增强见后腹膜肿物（红色箭头）

笔记

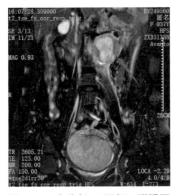

图 11-7　中腹部 MR 平扫 + 增强冠
状面扫查该肿物（红色箭头）

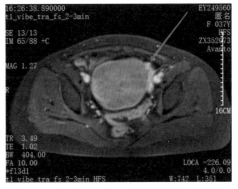

图 11-8　盆腔 MR 平扫见左侧附件区巨大肿物
（红色箭头）

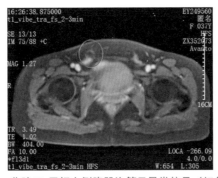

图 11-9　盆腔 MR 平扫右侧腹股沟管见异常信号（红色圆圈）

【初步诊断】①腹膜占位；②左附件区占位。

【治疗经过】检查完善，无明显禁忌，患者行"左腹膜后肿瘤切除术 + 左输尿管部分切除术 + 左下腹腔肿瘤切除术 + 右腹股沟肿瘤切除术 + 双侧内环口缝扎术 + 膀胱镜下双侧输尿管插管术"。术后病理示：右侧腹股沟肿物为睾丸样组织，左侧附件区肿物为精原细胞瘤，左后腹膜肿物为精原细胞瘤的转移灶。

📋 **讨论和分析**

总结该患者信息：①患者社会性别为女性，自幼无月经来

笔记

61

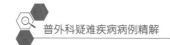
潮，无子宫及双侧附件，但有较短阴道。②染色体检测核型为46，XY，存在异常。③入院后通过泌尿系统超声及阴道超声发现后腹膜及左附件区占位，后进一步通过腹部CT、MR及盆腔MR检查证实超声探及占位，新发现超声未发现的右侧腹股沟占位。④患者入院手术进一步证实：超声未探及右侧腹股沟占位为睾丸组织，即隐睾；左侧附件区较大占位为精原细胞瘤，考虑左侧隐睾恶变所致；后腹膜占位为精原细胞瘤转移灶。

综合考虑患者病史、超声、CT、MR、手术病理及染色体检查，该患者为雄激素不敏感综合征（androgen insensitivity syndrome，AIS），完全型。确诊后患者行进一步治疗。

雄激素不敏感综合征是一类X染色体连锁隐性单基因遗传病，是一种罕见的具有雄激素抵抗的性发育异常疾病。该病由外国学者Morris发现并详细报道，临床称之为"睾丸女性化综合征"。因染色体上的AR基因突变，导致了靶器官上的雄激素受体出现异常，致使雄激素的作用部分或完全丧失。该病例的染色体表现为46，XY，故其性腺为睾丸。由于基因缺陷，雄激素不能发挥正常的生理作用，造成中肾管无法发育为男性内生殖器，睾丸下降过程受影响，外阴则发育为女性外阴，尿生殖窦发育为阴道下段。根据其对雄激素不敏感的程度，临床上将AIS分为完全型、部分型及轻微型。完全型临床多见，其主要的临床表现为女性表型，染色体核型为46，XY，多以原发性闭经就诊，乳房发育，腋毛、阴毛稀少，阴道为盲端，内生殖器无子宫或发育不良子宫，腹股沟或盆腔有发育不良的睾丸组织。本病例符合上述临床表现，即为完全型AIS。

临床诊断 AIS 主要依靠临床表现及染色体检测。准确判断患者子宫存在与否则是诊断的关键，故影像学检查在其中扮演重要角色。超声作为一种简单易行的检查，可优先给予临床有用信息。本病例在泌尿系统检查过程中发现后腹膜占位，结合患者病史，医生迅速反应并进行妇科超声检查，发现患者无子宫及双侧附件。但超声检查亦有局限性，一方面，年轻、缺乏经验的超声医生易将盲端阴道组织误认为子宫，造成疾病误诊；另一方面，由于 AIS 多存在双侧隐睾，且隐睾的位置多变，若患者腹腔肠气干扰或位置隐匿，超声易漏诊。本病例超声检查时并未发现患者右侧腹股沟区隐睾。故进行超声扫查时应仔细探查患者腹股沟区、盆腔、髂血管及双侧肾门区，避免漏诊。MR 检查对于软组织的分辨率优于超声，尤其对于异位性腺的检查，可以准确判断其位置和大小。本病例右侧腹股沟区异常信号即为盆腔 MR 发现，临床诊断时 MR 检查可与超声检查相辅相成。

发育不良或异位的睾丸容易发生肿瘤恶变。恶变在青春期前罕见，但随着年龄增长，恶变概率随之增加。本病例年幼时发现子宫缺如，并未进一步检查治疗，待入院发现时已 37 岁，其左侧隐睾已恶变为精原细胞瘤，且出现后腹膜转移灶。尽管存在隐睾恶变风险，但完全型 AIS 异位性腺的切除并不可过早，因为异位性腺分泌的雄激素可转化为雌激素，维持患者的正常女性体征。故对于完全型 AIS 患者，在临床上一般选择在青春期后女性第二性征发育完成后切除异位性腺组织，术后患者以女性身份生活，降低性别焦虑。

回顾整个病例，AIS 发病罕见，临床依据典型症状体征、实验室检查、染色体核型检查和影像学检查较易诊断，超声在诊断检查过程中有着不可替代的作用，配合 MR 检查可提高疾病诊断率。

参考文献

[1] MORRIS J M. The syndrome of testicular feminization in male pseudohermaphrodites[J]. Am J Obstet Gynecol，1953，65（6）：1192-1211.

[2] BERGLUND A，JOHANNSEN T H，STOCHHOLM K，et al. Incidence，prevalence，diagnostic delay，and clinical presentation of female 46，XY disorders of sex development[J]. J Clin Endocrinol Metab，2016，101（12）：4532-4540.

[3] LANCIOTTI L，COFINI M，LEONARDI A，et al. Different clinical presentations and management in complete androgen insensitivity syndrome（CAIS）[J]. Int J Environ Res Public Health，2019，16（7）：1268.

[4] MENDOZA N，MOTOS M A. Androgen insensitivity syndrome[J]. Gynecol Endocrinol，2013，29（1）：1-5.

[5] BATISTA R L，COSTA E M F，RODRIGUES A S，et al. Androgen insensitivity syndrome：a review[J]. Arch Endocrinol Metab，2018，62（2）：227-235.

[6] 中华医学会儿科学分会内分泌遗传代谢学组 . 性发育异常的儿科内分泌诊断与治疗共识 [J]. 中华儿科杂志，2019，57（6）：410-418.

[7] 张文蕾，郑剑兰，李玉萍，等 . 完全性雄激素不敏感综合征 4 例分析 [J]. 现代妇产科进展，2022，31（8）：610-613，618.

[8] 沈敏，张丽，何玉琴，等 . 完全型雄激素不敏感综合征性腺的盆腔 MRI 评估 [J]. 影像诊断与介入放射学，2021，30（2）：111-116.

[9] DEANS R，CREIGHTON S M，LIAO L M，et al. Timing of gonadectomy in adult women with complete androgen insensitivity syndrome（CAIS）：patient preferences and clinical evidence[J]. Clin Endocrinol（Oxf），2012，76（6）：894-898.

[10] 中华医学会小儿外科学分会泌尿外科学组 . 性别发育异常中国专家诊疗共识 [J]. 中华小儿外科杂志，2019，40（4）：289-297.

（高立博）

病例 12
超声联合 DSA 引导下经皮经肝穿刺 + 末梢门静脉栓塞术

病例摘要

患者，女，58岁。因"发现糖类抗原19-9升高2周余"入院。

【现病史】患者无发热畏寒，无肝区胀痛，无皮肤巩膜黄染，无乏力食欲缺乏，无小便变黄等不适。

【既往史】乙肝病史10年余，期间未诊治，未行检查。

【查体】意识清醒，生命体征平稳，浅表淋巴结未触及异常肿大，皮肤黏膜未见出血点瘀斑，巩膜无黄染，颈静脉无怒张，口唇无发绀，双肺呼吸音清，未闻及干湿啰音，心律齐，未闻及病理性杂音，腹平软，无压痛及反跳痛，肝脾肋下未触及，双下肢无水肿。

【辅助检查】糖类抗原125 19.90 U/mL，糖类抗原19-9

1566.15 U/mL，糖类抗原 50（血清）＞ 180.00 U/mL，糖类抗原 242 ＞ 300.00 U/mL。PET-CT：肝右叶恶性肿瘤累及门脉右支可能，胆管细胞癌可能大；余全身 PET-CT 显像未见 FDG 高代谢转移征象。上腹部 MR 平扫＋增强（图 12-1）：①肝 S5、S6 交界区占位，倾向恶性肿瘤，肝内胆管细胞癌首先考虑；②肝内多发小囊肿。

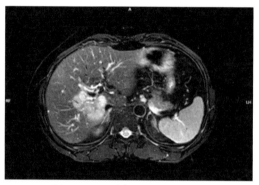

图 12-1　上腹部 MR 平扫＋增强

【初步诊断】①肝肿物：肝内胆管癌；②慢性乙型病毒性肝炎。

【治疗经过】为进一步明确诊断，患者先行超声引导下经皮肝肿瘤穿刺活检术（图 12-2），术后病理：肝腺癌，结合免疫组织化学，考虑胆管细胞癌。CK19（＋），CK7（＋），Ki-67（＋10%），CEA（－），Muc-1（＋），CK20（－）1（蜡块）（肝）：AB-PAS（PH2.5）（＋），Ag 染色（＋），Masson（＋）。遂行多学科诊疗（multi-disciplinary treatment，MDT），考虑患者肿瘤累及血管，拟行右半肝＋尾状叶切除，术前测 ICG = 10，三维重建残肝体积为 32%（图 12-3），术后存在肝衰风险。遂决定先行肝内门脉支栓塞（portal vein embolization，PVE）预处理，增大残肝体积，创造手术机会。

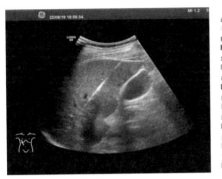

图 12-2 超声引导下经皮肝肿瘤
穿刺活检术

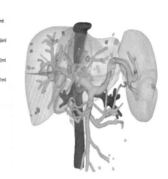

图 12-3 三维重建

手术过程：超声引导下采用 21 G 细针穿刺 S8 段门静脉，置入 0.018 超细导丝交换 5 F 鞘，鞘内造影确认后交换 0.035 导丝及 Simon 01 导管，导丝和导管相互配合超选至右肝门静脉主干（图 12-4）；沿 4F Simon 01 导管置入 2.7 F 微导管，分别超选至肝右前叶、右后叶各门静脉 4 级分支远端，沿微导管推送栓塞剂（α - 氰基丙烯酸正丁酯组织胶 + 碘化油乳化剂按 1 ∶ 3 混合）栓塞远端末梢门静脉；随后于门静脉右支起始段推送可控弹簧圈 2 枚栓塞，栓塞完成后造影确认门静脉右支主干内基本未见明显造影剂填充（图 12-5），血流改道左支明显；随后 B 超引导下将 5 F 鞘退至肝实质内，沿微导管内推送弹簧圈 1 枚栓塞窦道。术中生命体征平稳，过程顺利。

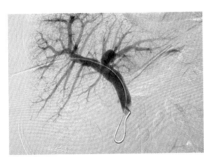

图 12-4 栓塞前

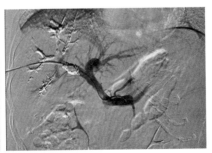

图 12-5 栓塞后

术后患者恢复良好，无明显出血、胆瘘。术后第 1 天复查血常规无殊，肝酶轻度升高；复查超声造影，门静脉右支内见高回声影，右支血流消失，同侧肝动脉代偿扩张，门静脉左支血流通畅，未见血栓（图 12-6，图 12-7），肝右叶肿瘤同前。3 周后复查 CT，肝左叶显著增大，三维重建残肝体积为 46%（图 12-8），符合手术指征，顺利行右半肝＋尾状叶切除（图 12-9），患者恢复良好。

【随访】术后 6 个月复查 CT 未见复发。

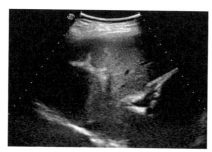

图 12-6　超声造影示门静脉右支内见高回声影

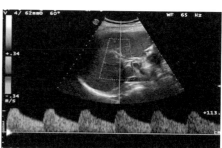

图 12-7　超声造影示门静脉右支未见血流，肝动脉扩张

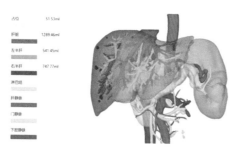

图 12-8　3 周后三维重建

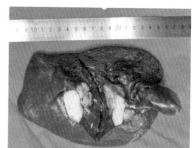

图 12-9　手术标本

讨论和分析

肝癌是我国常见的恶性肿瘤，其发病率全球第一，死亡病例数占全球 50% 以上。目前手术切除仍是肝癌最主要的治疗方式，

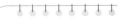

能否进行根治性手术是影响肝癌患者预后的重要因素。由于大部分的患者伴有慢性肝炎、肝硬化等疾病，残余肝体积（future liver remnant，FLR）不足成为手术最大的限制之一。通过行PVE将被切除肝叶的门静脉栓塞，可使非肿瘤肝叶增生，使初始因FLR不足且不能直接手术切除的患者获得手术切除的机会。相较联合肝脏离断及门脉结扎的分次肝切除术（associating liver partition and portal vein ligation for staged hepatectomy，ALPPS），PVE技术要相对安全，并发症较少；但其主要缺点是FLR增生慢，一般需要4周左右的时间才可达到手术切除要求，部分患者在等待期间可能因为肿瘤进展或FLR增生不足而丧失手术机会。而末梢门静脉栓塞技术（terminal branches portal vein embolization，TBPVE）可在促进FLR增生的同时保证安全性，FLR增生后可达到手术要求，比传统PVE技术有更好的疗效；此外，相比于ALPPS，TBPVE的围手术期病死率仅为1.9%，手术并发症发生率为20.8%，死亡风险和并发症风险明显较低。TBPVE逐渐成为主流的选择。

本例患者为肝内胆管细胞癌初始因残肝体积不足无法切除，采用超声联合DSA下经皮经肝穿刺TBPVE处理后获得手术切除的病例。术者通过生物组织胶栓塞末梢门静脉四级分支，联合弹簧圈栓塞右支主干，充分阻断拟切除侧肝脏门静脉血供，将血流改道健侧，促使肝组织增生，成功达到根治性手术切除标准，使原本无法手术的患者获得了根治性手术治疗。

此例患者由于多年乙肝病史，且肿瘤局限于右半肝，FLR不足，符合PVE指征。其操作难点在于穿刺路径的选择。针对此病例的影像学特点，我们发现患者左侧肝脏较小，大部分位于肋弓后方，为肋骨所遮挡，超声扫查仅吸气后勉强探及，S2/S3 段支穿刺入路角度大，且患者呼吸无法长时间配合，考虑一旦损伤健侧肝脏 Glisson 系统，如出血、胆瘘等，可能导致 FLR 的进一步损失，严重者甚至可能丧失手术的机会。而右侧入路仅 S8 段分支可以避开肿瘤穿刺，如选择此入路，逆血流方向栓塞可能导致组织胶漂移造成异位栓塞，从而造成严重的并发症。综合考虑，术者选择了超声引导下避开肿瘤穿刺右支 S8 段支入路，导丝经 S8 段支超选至门静脉左支，沿导丝推送 Simon 导管进入左支开口，退出导丝后利用导管按塑型的角度，将导管顶在分叉处侧壁，加压旋转使 U 形袢弹出左支进入主干，推送导管进入主干后旋转 180° 回撤，实现狭窄管腔内的掉头，从而达到顺血流栓塞末梢门静脉的目的。需要注意的是，术中需要控制栓塞范围，尤其要避免栓塞过多的肝脏组织导致肝功能损害。注入栓塞剂要准确、缓慢，我们在距离门静脉左右汇合部 2 cm 处不再进行组织胶栓塞，主要为了避免推注时用力过大导致胶水反流引起异位栓塞。笔者认为，在临近主干栓塞时，可先使用可控弹簧圈栓塞右支主干，可减缓右侧的入肝血流，有效避免组织胶飘移，并且术后可以加速栓塞侧门静脉的血栓形成。

一般来说，TBPVE 是一种安全的手术方式，但部分患者也会出现相应不适：如轻度腹痛、低热、恶心和呕吐，多由栓塞侧肝脏缺血导致。AST、ALT 和血清总胆红素水平在 PVE 后也可能会升高，但升高程度是温和的，通常酶学升高不超过 PVE 前基线的 3 倍，数值 1 周内回落到操作前水平。Denys A 等学者研究报道过 PVE 后一过性肝功能不全，在 188 例患者中有 6 例（3.2%）出现一过性肝衰竭，多发生在肝硬化患者中。目前尚无PVE后急性肝衰竭导致死亡的报道。部分患者TBPVE术后出现不同程度的血小板减少，笔者认为可能与血栓形成消耗有关。虽然报告显示TBPVE严重不良反应并不多见，但我们必须意识到相关风险，术后及时进行复查，以评估治疗效果，及时发现并处理可能的并发症。

参考文献

[1] REIG M，FORNER A，RIMOLA J，et al. BCLC strategy for prognosis prediction and treatment recommendation：the 2022 update[J]. J Hepatol, 2022, 76（3）：681-693.

[2] General Office of National Health Commission. Standard for diagnosis and treatment of primary liver cancer（2022 edition）[J]. J Clin Hepatol，2022，38（2）：288-303.

[3] IMAI K，ADAM R，BABA H. How to increase the resectability of initially unresectable colorectal liver metastases：a surgical perspective[J]. Ann Gastroenterol Surg，2019，3（5）：476-486.

[4] GLANTZOUNIS G K，TOKIDIS E，BASOURAKOS S P，et al. The role of portal vein embolization in the surgical management of primary hepatobiliary cancers.A systematic review[J].Eur J Surg Oncol，2017，43（1）：32-41.

[5] 彭淑牖，黄从云，李江涛，等 . 末梢门静脉栓塞术在计划性肝切除术中的应用初探 [J]. 中华外科杂志，2016，54（9）：664-668.

[6] 彭淑牖，黄从云，王许安，等 . 末梢门静脉栓塞技术在余肝体积不足肝细胞癌中的应用价值 [J]. 中华外科杂志，2021，59（10）：829-835.

[7] OLTHOF P B，TOMASSINI F，HUESPE P E，et al. Hepatobiliary scintigraphy to evaluate liver function in associating liver partition and portal vein ligation for staged hepatectomy：liver volume over- estimates liver function[J].Surgery，2017，162（4）：775 -783.

[8] DENYS A，PRIOR J，BIZE P，et al. Portal vein embolization：what do we know[J]. Cardiovasc Intervent Radiol，2012，35（5）：999-1008.

（范晓翔）

病例 13
超声引导下经皮经肝胆道镜治疗肝内胆管狭窄并多发结石

病例摘要

患者女，66岁。因"肝切除术后4个月，胆道镜下取石术后1个月，T管堵塞伴发热3天"入院。

【现病史】患者18个月前因急性胆囊炎行腹腔镜下胆囊切除手术。12个月前肝内胆管结石复发，行内镜逆行胰胆管造影术（endoscopic retrograde cholangiopancreatography，ERCP）取石。4个月前因肝内胆管结石合并胆管炎，行腹腔镜下左肝外叶切除＋胆总管切开取石＋T管引流＋肠粘连松解术。1个月前结石再次复发，行经T管胆道镜取石。患者病程长达18个月，期间有反复发热伴右上腹间歇性刺痛，偶有背部放射痛，无胸闷气促，伴恶心呕吐，保守治疗未见明显好转，1年余间先后进行4次手术。

【既往史】体弱，高血压病史 10 余年。

【查体】意识清醒，生命体征平稳，浅表淋巴结未触及异常肿大，皮肤黏膜未见出血点瘀斑，巩膜无黄染，颈静脉无怒张，口唇无发绀，双肺呼吸音清，未闻及干湿啰音，心律齐，未闻及病理性杂音，腹平软，剑突下轻压痛，无反跳痛，无肌卫，肝脾肋下未触及，移动性浊音阴性，肠鸣音正常，神经系统检查阴性，右腹部引流管一根。

【辅助检查】实验室检查未见明显异常。MRCP 增强：①肝左外叶切除 +T 管引流术后改变；肝左叶残留胆管多发结石伴胆管扩张，肝右叶胆管结石较前减少（图 13-1）；肝右叶局部胆管壁略毛糙；胆总管扩张较前明显，下端未见明确结石，胆总管周围少许渗出，较前吸收。②胆囊切除术后，缺如。彩超检查：肝内胆管节段性扩张，宽处内径 4 mm，右肝管主干，S5、S6、S8 段分支胆管及左肝管残端多发结石，其中 S5 段肝内胆管内多发结石伴胆泥淤积，透声差（图 13-2）。

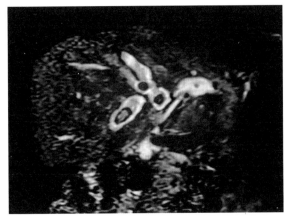

图 13-1　MRCP 增强

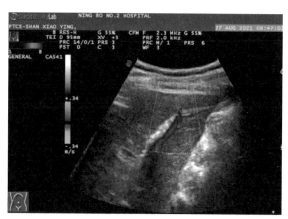

图 13-2　彩超检查

【初步诊断】①肝内胆管结石；②肝脏术后；③胆管扩张；④胆囊术后；⑤高血压。

【治疗经过】患者入院后经抗炎、护肝治疗后发热症状缓解。行 T 管造影，发现 T 管堵塞，造影剂无法进入。考虑患者多次手术史造成腹腔粘连，且结石累及多个肝段，无法切除。由反复发作的胆管炎、肝内胆管结石的病程，高度怀疑患者可能存在胆管狭窄。目前患者 T 管堵塞，秉着"去除病灶、取尽结石、矫正狭窄、通畅引流、防止复发"的治疗原则，经过 MDT，决定采取超声引导下经皮经肝穿刺胆道镜碎石取石术。

手术过程：局麻后超声引导下取 21 G 细针穿刺 S8 段支胆管（图 13-3），退出针芯见金黄色胆汁流出，置入 0.018 英寸（1 英寸 =2.54 cm）导丝交换 4 F 造影导管，注入造影剂，见左肝管残端及右肝管内多个结石影，左肝管起始段显著狭窄。随后导丝导管配合超选至 S5 段胆管，注入生理盐水充盈 S5 段支胆管。随后超声引导下 21 G 细针穿刺 S5 段支胆管，通过两步法交换置入 8 F 经皮肝穿刺胆道引流（percutaneous transhepatic cholangial drainage,

笔记

PTCD）管。待 2 周后沿 S5 段 PTCD 管置入超硬泥鳅导丝，依次置入 10 F、12 F、14 F、16 F 鞘扩张窦道。随后造影下通过球囊扩张狭窄段胆管（图 13-4）。胆道镜直视下钬激光碎石，取石网篮及取石钳配合取出褐色结石 20 余块（图 13-5），随后再次造影确认无明显结石残余。随后退出胆道镜，沿导丝留置 16 F PTCD 管，于左肝管狭窄段支撑。

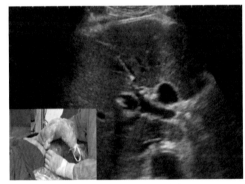
图 13-3　超声引导下穿刺

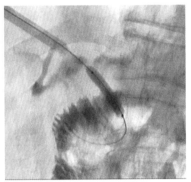
图 13-4　造影下通过球囊扩张狭窄段胆管

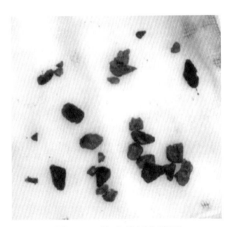
图 13-5　取出的部分结石

术后患者恢复良好，无明显出血、胆瘘等并发症发生，胆汁引流通畅，每日引流金黄色胆汁约 300 mL。术后 3 个月 MRCP 复查，胆管内未见明显结石影（图 13-6）。术后 6 个月复查胆道造影，见左右肝内胆管树显影满意，胆管狭窄不明显，遂拔管。

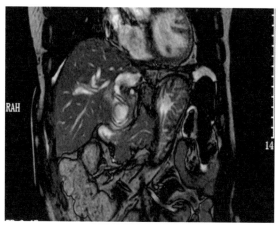

图 13-6　术后 3 个月 MRCP 复查未见明显结石影

【随访】随访 18 个月，患者未再出现结石、梗阻以及胆道感染。

讨论和分析

肝胆管结石是一种常见的良性胆道外科疾病，其治疗方式一直是胆道外科研究的热点。肝胆管结石合并胆管狭窄的发生率为 42.0% ～ 75.0%，常表现为反复发作的胆管炎和梗阻性黄疸，若未能及时处理，会导致病情加重，长期往复甚至可能继发肝脓肿性肝硬化门静脉高压症、胆管恶性肿瘤等严重疾病。研究显示，轻度胆道狭窄合并肝胆管结石患者术后 5 年复发率为 27.9%，重度胆道狭窄合并肝内胆管结石患者术后 5 年复发率高达 100.0%。因此，从根本上完全清除结石、解除胆管狭窄是防止术后复发最为关键的因素。经皮经肝胆道镜碎石取石术（percutaneous transhepatic choledochoscopic lithotripsy，PTCS）以其微创、高效、可多次重复操作等特点，被越来越多地应用在肝胆管结石合并胆管狭窄的场景中。

　　本例是胆囊切除术后反复发作的肝内胆管结石合并胆道狭窄的病例，笔者通过超声引导下经皮经肝穿刺建立通道，二期扩张窦道后胆道镜下钬激光碎石取石，并对狭窄段胆管扩张支撑，最终成功取尽结石，矫正狭窄。超声引导下经皮经肝穿刺建立窦道的技术难点在于通道的入路建立。从影像上看，末端胆管结石集中于 S5/S6 段支，选择 S5 段支入路可以获得更好的取石路径和操作角度；但 S5 段支胆管充满结石，直接穿刺难度较大；而如果穿刺右肝其他段支，与 S5 段支夹角过小，胆道镜弯曲困难，可能无法顺利进入 S5/S6 段胆管取石。笔者的策略是注水法建立穿刺通道，一期先以细针穿刺 S8 段胆管，经 S8 段支超选 S5 段支，注水膨胀 S5 段胆管创造穿刺条件后行 PTCD 术。然后二期经 PTCD 窦道行胆道球囊成形术，扩张狭窄并同步扩张窦道，随后行经皮胆道镜钬激光碎石取石术，以 16 F 引流管支撑治疗狭窄段胆管。此策略的优点在于一期穿刺建立通道后，患者胆道炎症得以充分引流，可以显著降低同期手术因胆道镜水流压力造成细菌入血感染的风险。并且间隔时间可以巩固窦道的牢固性，减少窦道扩张操作时胆道出血的风险，避免因此导致的镜下视野干扰。早期学者多采取镜身直接扩张狭窄。Ma 等学者通过 PTCS 技术治疗肝胆管结石合并胆管狭窄，结石清除率为 68.9%（188/273），复发率为 52.4%（118/225），其复发率仍处于一个较高的水平。此病例患者镜下可见左肝管汇入部分长度约 3 mm 的狭窄环，周围胆管壁毛糙，符合长期胆管炎表现。通过直径 4 ～ 8 mm 的球囊依次扩张后，可容纳胆道镜顺利通过。关

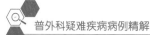
于是否选择引流管支撑，笔者认为，对于不同的情况，狭窄段的处理应选择不同的处理方式。胆道狭窄按形态分为膜状狭窄和管状狭窄。最常见的膜状狭窄（狭窄段小于 2 mm）可通过镜身或球囊直接扩张解除，不易复发。而对管状狭窄，由于其缩窄环较长，反复炎症导致纤维细胞沉积，极易形成瘢痕，从而导致缩窄环在扩张后回弹。针对此种类型的狭窄，需要大于 6 个月的充分支撑，直到新的狭窄环形成。郭跃华等学者报道，胆道镜下球囊扩张治疗胆道狭窄合并胆管结石的患者，狭窄解除率为 99.4%（1229/1237），仅 6 例长管状狭窄和 2 例门缝样狭窄复发。对于严重的门缝样狭窄，镜身往往无法通过，单纯球囊扩张成型也存在较高的再狭窄率。Yang 等学者提出了采用胆道镜下电切刀对狭窄处进行组织切开、凝灼、止血等一系列治疗，134 例患者均成功解除狭窄，7 个月随访狭窄复发率为 5.2%（7/134）。笔者也曾尝试对 1 例较严重的胆道狭窄患者使用钬激光切开狭窄段黏膜，随后球囊扩张狭窄环后引流管支撑，获得了良好的疗效。

"去除病灶、取尽结石、矫正狭窄、通畅引流、防止复发"是治疗肝胆管结石合并胆管狭窄的原则。随着患者微创化需求的提高，PTCS 已成为大部分肝内胆管结石术后复发患者的第一选择。但肝内胆管结石病情复杂多变，治疗方法各有利弊，我们仍需慎重，应从患者的病情出发，采取最适宜的个体化治疗方案。

参考文献

[1] 叶永青，王平，龚靖霖. 肝胆管结石病合并胆管狭窄的外科治疗进展 [J]. 中华肝胆外科杂志，2022，28（5）：392-396.

[2]　LI F，ZHOU Y，CHENG N，et al. Epidermal growth factor receptor as a target for anti-proliferative treatment of proliferative cholangitis in hepatolithiasis[J].J Surg Res，2011，166（1）：87-94.

[3]　LEE S K，SEO D W，MYUNG S J，et al. Percutaneous transhepatic cholangioscopic treatment for hepatolithiasis：an evaluation of longterm results and risk factors for recurrence [J]. Gastrointest Endosc，2001，53（3）：318-323.

[4]　中国研究型医院学会肝胆胰外科专业委员会 . 肝胆管结石病经皮经肝取石手术应用指南（2021 版)[J]. 中华肝胆外科杂志，2022，28（1）：7-14.

[5]　MA S，HU S，GAO F，et al. Endoscopy lithotomy for intrahepatic gallstones：a Meta-analysis [J]. Surg Laparosc Endosc Percutan，2015，25（4）：269-274.

[6]　郭跃华，张卓，马杨，等 . 胆道镜治疗月开切除术后肝内胆管结石合并胆管狭窄的疗效分析 [J]. 中华消化外科杂志，2013，12（8）：616-619.

[7]　YANG Y L，ZHANG C，ZHAO G，et al. Choledochoscopic high-frequency needle-knife electrotomy as an effective treatment for intrahepatic biliary strictures. J Gastroenterol Hepatol，2015，30（9）：1438-1443.

（范晓翔）

病例 14
内脏反位胰腺癌的内镜诊疗

病例摘要

患者男，65岁。因"腹胀半个月"入院，诊断为"胰腺肿瘤"。

【查体】腹平坦，腹软，中上腹轻压痛，无反跳痛及肌卫，肠鸣音约3次/分。

【辅助检查】肝功能：总胆红素267 μmol/L，直接胆红素219.7 μmol/L。谷氨酰转肽酶236 μmol/L；尿胆红素2+。胰腺MR薄层平扫+增强检查（图14-1）：胰头部增大，内见团状不均匀性略长T_1、略长T_2异常信号影，大小约5 cm×3.4 cm×4 cm，DWI序列呈不均匀高信号，相应ADC图低信号；胆总管、胰管局部截断，胰管、肝内外胆管明显扩张，胰腺体尾部萎缩、向右

笔记

侧走行，增强扫描病灶轻中度不均匀强化，延迟期呈不均匀稍低信号；腹腔干、肠系膜上动脉共干，肝右动脉由肠系膜上动脉发出，肝右动脉、胃十二指肠动脉被病灶包绕，局部管腔狭窄；胆囊体积增大，张力增高，胆囊壁水肿、增厚，腔内未见充盈缺损影；后腹膜区多发小淋巴结影。脾及胃位于腹腔右侧，脾脏形态、大小及实质信号无殊。腹腔内未见明显积液。诊断为：①胰头部占位伴胰胆管梗阻扩张，考虑胰头癌，伴肝右动脉及胃十二指肠动脉受累，建议结合临床、必要时复查；②后腹膜区多发小淋巴结；③腹腔脏器反位；④胆囊体积增大、张力增高，胆囊壁水肿增厚，请结合临床。附见：双肾多发囊肿。

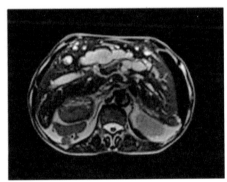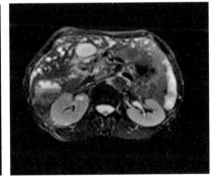

图 14-1　胰腺 MR 薄层平扫 + 增强检查

　　患者右侧卧位（图 14-2）行无痛超声胃镜检查示：进镜至十二指肠，球部可见一溃疡灶，球降部增殖性病变（图 14-3），表面充血糜烂，可见自发性出血。超声内镜下（图 14-4）显示：胰头部可见一低回声病变，范围约 2.5 cm×3.0 cm，中央可见血管穿行。病变回声不均，可见坏死，用 1-22 Cook 穿刺针刺入病灶内来回提插，穿刺 2 针，取得大量条形物，送检液基细胞学。针眼无出血。

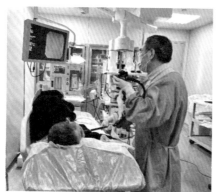

图 14-2　患者右侧卧位

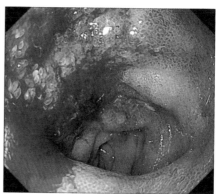

图 14-3　球降部增殖性病变

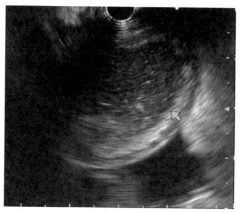

图 14-4　超声内镜下显示胰头部低回声病变

【初步诊断】胰头占位，考虑恶性肿瘤 [穿刺病理提示中重度异型增生（图 14-5）]。

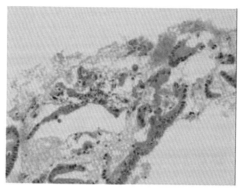

图 14-5　穿刺病理提示中重度异型增生

【治疗经过】患者右侧卧位行内镜下胰胆管造影术置入胆道塑料支架，胃十二指肠反向通过十二指肠镜，于十二指肠降段内侧找到主乳头，呈乳头型，开口呈裂口状；插管进入胰管，退出再次插管进入胆管，造影见胆总管中段狭窄约 2 cm，胆囊扩张明显，行十二指肠乳头小切开，沿导丝置入 7 cm 胆道圣诞树塑料支架，造影见支架跨越狭窄段（图 14-6），位置准备，肠腔见黑色胆汁涌出。

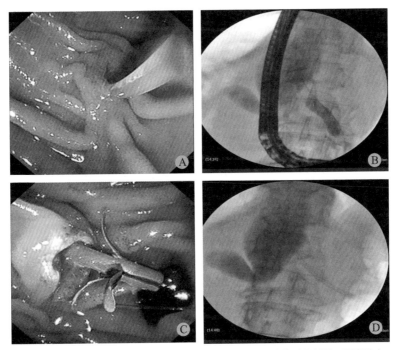

A. 右旋内镜状态下十二指肠乳头插管成功；B. 造影显示胆总管下段梗阻，胆囊肿大；
C. 塑料支架植入后黑色胆汁从支架肠侧端涌出；D.X 线显示支架位置。

图 14-6　内镜下胰胆管造影术置入胆道塑料支架

讨论和分析

全内脏反位（situs inversus totalis，SIT）俗称"镜面人"，是一种少见的先天性畸形，反位器官功能正常，其发生原因可能与胚胎发育异常或者染色体异常有关。

内脏反位分为部分反位及完全反位两种。目前，内脏反位ERCP操作多采用右侧卧位。一般认为，左俯卧位下进行ERCP时内镜在胃底部容易结袢，进入胃窦部和发现幽门困难，内镜通过幽门后进入降部困难。操作过程中术者不易调整和固定乳头位置，插管方向与胆管走向常常不在同一轴线上。而患者采取右俯卧位可以使上述操作相对容易。

参考文献

[1] GAO Y K, LIU S H, XIE S A, et al. Successful endoscopic drainage of malignant obstructive jaundice in patients with situs inversus totalis：two cases report[J]. Int J Surg Case Rep，2022，93：106873.

[2] NASER J，SARMINI M T，VOZZO C，et al，. ERCP and EUS technique in situs inversus totalis：preparing for a left-sided plot twist[J]. VideoGIE，2022，16，7（10）：367-370.

（石定）

病例 15
化疗联合靶向免疫治疗成功
转化胆囊癌

病例摘要

患者男，65 岁。因"体检发现肝内占位、胆囊肿大伴结石 3 天"于 2022 年 8 月 22 日入院。

【现病史】患者 3 天前体检超声发现肝内占位，胆囊壁上中等回声，肝囊肿，胆囊肿大，胆囊结石。无畏寒发热、恶心、呕吐、皮肤和巩膜黄染等症状。

【既往史】胆囊结石 20 年病史。40 年前曾行双侧下肢大隐静脉抽剥术，30 年前曾因肠梗阻行开腹手术，具体不详。5 年前因车祸脚背受伤，具体不详。否认高血压、糖尿病、心脏病等疾病史，否认吸烟、饮酒史。

【查体】腹平坦，腹壁柔软，无压痛及反跳痛，无肌卫，未触及明显包块，Murphy 征阴性，肝脾肋下未触及，肠鸣音约 4 次 / 分，移动性浊音阴性。

【辅助检查】甲胎蛋白 3.20 ng/mL，癌胚抗原 5.71 ng/mL，糖类抗原 125 20.00 U/mL，糖类抗原 19-9 20.06 U/mL。上腹部 MR 平扫 + 增强（2022-08-23）（图 15-1）：①胆囊壁局限增厚，肝内多发占位，考虑恶性肿瘤：A.胆囊癌累及邻近肝组织，肝内多发转移；B.肝 S4 段、S5 段、S8 段肝内胆管癌，侵犯邻近胆囊，伴肝内多发转移。建议结合病理。②后腹膜区多发淋巴结转移。③胆囊结石、慢性胆囊炎。④肝内多发小囊肿；肝周少量积液。附见：前下纵隔心包前缘增大淋巴结。两肾多发囊肿。2022 年 8 月 23 日行肝穿刺活检，病理结果：免疫组织化学 1（蜡块）（肝组织活检）：AB-PAS（PH2.5）（＋），Ag 染色（间质＋）；Masson（间质＋）2（蜡块）（肝组织活检）：CK7（－），CK20（－），CK19（＋），CDX-2（＋弱），Muc-1（＋），Muc-2（－），肝组织活检见中－低分化腺癌，结合临床，考虑转移可能性大。

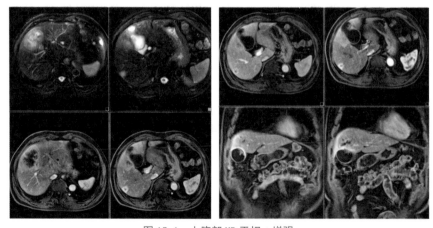

图 15-1　上腹部 MR 平扫 + 增强

【治疗经过】2022 年 8 月 24 日行肝动脉造影 + 肝动脉化疗栓

塞术。2022 年 9 月 4 日起化疗，方案 GS：吉西他滨 1.95 g ivgtt d1＋替吉奥胶囊 60 mg bid po d1 ～ d14。2022 年 9 月 5 日行靶向治疗，方案：仑伐替尼 8 mg po qd。2022 年 9 月 5 日行免疫治疗，方案：替雷利珠单抗 200 mg ivgtt q3w。转化治疗后复查：上腹部 MR 平扫＋增强（2022-12-02）（图 15-2）：对比前片（2022-10-18）：①胆囊癌侵犯邻近肝实质，伴肝内多发转移，Ⅷ段病灶略缩小，余相仿；②后腹膜区多发淋巴结转移，大者略饱满，余相仿；③胆囊结石、慢性胆囊炎，相仿；④肝内多发小囊肿，肝周少量积液，大致相仿，建议复查。附见：前下纵隔心包前缘淋巴结，相仿；两肾多发囊肿。转化治疗前后对比（图 15-3）。

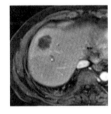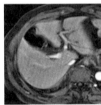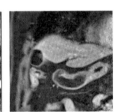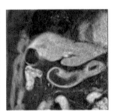

图 15-2　上腹部 MR 平扫＋增强

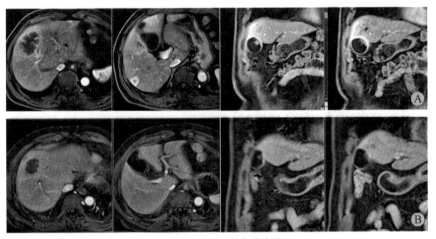

A. 转化治疗前；B. 转化治疗后。

图 15-3　转化治疗前后对比

住院完善相关检查排除手术禁忌后，于 2022 年 12 月 13 日行腹腔镜探查＋胆囊癌根治术。术后病理示（图 15-4）：肝 S5、S8 段肿瘤＋胆囊切除标本肿瘤，胆囊肿瘤大小：3.0 cm×2.5 cm×0.5 cm；组织学类型：腺癌；组织学分级：中分化；浸润范围：浸润胆囊壁全层，累及周围肝脏；脉管内癌栓（－），神经侵犯（－）；切缘情况：肝烧灼切缘及胆囊管切缘阴性。其他检查:（肝 S5、S8 段肿瘤）浸润性或转移性腺癌伴大片坏死，最大径约 3.5 cm。肿瘤退缩评级（术前如有放化疗、介入治疗等病史）：变性坏死、纤维组织增生及炎症细胞反应约占 80%，请结合临床。（肝 Ⅱ 段肿瘤）中－低分化腺癌伴坏死，最大径约 0.5 cm，结合 HE 染色形态及临床病史，不除外胆囊癌浸润或转移可能；周围肝组织部分肝细胞脂肪变性，汇管区少量炎症细胞浸润。未见明确脉管内癌栓及神经周累犯。肝切缘阴性。（第 12 ～ 13 组淋巴结）纤维脂肪组织，全取均未见淋巴结。术后继续予以原方案化疗：吉西他滨 1.9 g ivgtt d1+ 替吉奥胶囊 60 mg bid po d1 ～ d14；靶向治疗：仑伐替尼 8 mg po qd；免疫抑制剂：替雷利珠单抗 200 mg ivgtt q3w。

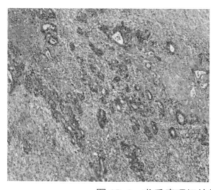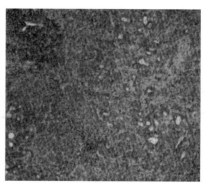

图 15-4 术后病理切片检查（HE 染色，10×）

【随访】至今各项指标正常，未见肿瘤复发。

讨论和分析

胆囊癌（gallbladder cancer，GBC）是临床上常见的胆道系统恶性肿瘤，发病率高居消化道肿瘤第 6 位，我国年新发病例约 5.3 万，年死亡病例约 4.1 万。手术是唯一可能的根治性治疗手段，但其起病隐匿，恶性程度高，病程进展迅速，就诊时往往已处于晚期，丧失了手术机会，预后极差，因而综合治疗非常重要。针对晚期胆囊癌，化疗、靶向治疗和免疫抑制剂治疗是 3 种有效的系统性治疗手段。

吉西他滨 + 顺铂（gemcitabine and cisplatin，GC）是晚期胆囊癌一线化疗的标准方案。吉西他滨 + 替吉奥（gemcitabine and S-1，GS）的方案在 Ⅲ 期研究中也显示出优于 GC 方案的疗效（mOS：GC 13.4 个月 vs. GS 15.1 个月），且用药过程中不需水化，与 GC 方案分别适用于有不同禁忌证的群体。当前晚期 GBC 的化疗疗效并不理想，仍需要进行大规模的随机对照试验以明确不同化疗方案的意义。

靶向治疗基于对肿瘤发生发展的分子生物学研究，肿瘤基因异质性决定了靶向治疗的多样性。仑伐替尼可抑制 VEGFR、FGFR 和 PDGFRA 等生长因子受体，在晚期 GBC 的单臂研究中，仑伐替尼单药治疗的 ORR 为 12%，DCR 达 85%，mOS 达 7.4 个月。研究显示，对未经生物学标志筛选的 GBC 患者给予靶向治疗效果有限，靶向药物的精准治疗还需获取肿瘤组织进行分子分析。此外，治疗过程中靶点的突变也使靶向治疗面临新的挑战。

免疫治疗包括肿瘤疫苗、过继免疫治疗、免疫检查点抑制等。

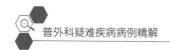

免疫检查点抑制剂是当前的研究热点。其作用基于程序性死亡受体 1（programmed death-1，PD-1）、细胞毒性 T 细胞相关抗原 4（cytotoxic T-lymphocyte antigen 4，CTLA-4）等与其配体相互作用所介 v 导的免疫抑制、肿瘤免疫逃逸，其作用机制是阻断 PD-1 或其配体 PD-L1。一项收集了 66 份 GBC 标本的研究显示肿瘤组织中 PD-L1 阳性率达 54%，阳性结果可能是 GBC 预后的预测因子。中国临床肿瘤学会胆道恶性肿瘤诊治指南指出卡瑞利珠单抗等 PD-1/PD-L1 单抗可以作为一线治疗药物。

本例患者胆囊癌肝内多发转移，先行肝动脉栓塞化疗，将肝内较大病灶进行局部治疗；然后进行全身系统治疗，采用了 GS 化疗方案联合仑伐替尼靶向治疗和替雷利珠单抗免疫抑制剂治疗；转化治疗成功后及时行外科根治性手术，术后恢复良好；1 个月后继续给予原系统治疗方案；随访至今，无肿瘤复发。

总之，胆囊癌以"GS 化疗 + 仑伐替尼 + PD-1 免疫抑制剂 + 手术"的一线综合治疗取得了 8 个月的病理学完全缓解状态，进一步的疗效有待跟进研究。分子靶向药物和免疫抑制剂的推广应用为晚期肝胆恶性肿瘤患者带来了福音，期待更好的研究结果。

参考文献

[1] CHEN W，ZHENG R，BAADE P D，et al. Cancer statistics in China，2015[J]. CA Cancer J Clin，2016，66（2）：115-132.

[2] 刘凌玥，白雪莉，梁廷波 . 胆囊癌系统性治疗研究进展 [J]. 中国肿瘤临床，2020，47（21）：1088-1093.

[3] 程南生 . 胆囊癌外科治疗的共识与分歧 [J]. 中国普外基础与临床杂志，2019，26（3）：261-264.

[4]　MORIZANE C，OKUSAKA T，MIZUSAWA J，et al. Combination gemcitabine plus S-1 versus gemcitabine plus cisplatin for advanced/recurrent biliary tract cancer：the FUGA-BT（JCOG1113）randomized phase Ⅲ clinical trial[J]. Ann Oncol，2019，30（12）：1950-1958.

[5]　UENO M，IKEDA M，SASAKI T，et al. Phase 2 study of lenvatinib monotherapy as second-line treatment in unresectable biliary tract cancer：primary analysis results[J]. BMC Cancer，2020，16，20（1）：1105.

[6]　LAMARCA A，BARRIUSO J，MCNAMARA M G，et al. Molecular targeted therapies：ready for "prime time" in biliary tractcancer[J]. J Hepatol，2020，73（1）：170-185.

[7]　FRANCISCO L M，SALINAS V H，BROWN K E，et al. PD-L1 regulates the development，maintenance，and function of induced regulatory T cells[J]. J Exp Med，2009，206（13）：3015-3029.

[8]　LIN J，LONG J，WAN X，et al. Classification of gallbladder cancer by assessment of CD8（＋）TIL and PD- L1 expression[J]. BMC Cancer，2018，18（1）：766.

（姜海涛）

病例 16
梅克尔憩室致肠套叠

病例摘要

患者男，17 岁。因"左下腹胀痛 1 天余"于 2023 年 5 月 4 日入院。

【现病史】患者 1 天前无明显诱因出现左下腹突发胀痛，间歇性，改变体位不能缓解，当时未予以特殊处理。今晨腹痛较前加剧，出现恶心伴多次呕吐，呕吐物为水样胃内容物，无肛门排气、排便，无畏寒发热、胸闷气促等症状。

【既往史】否认高血压、糖尿病、心脏病等疾病史，否认吸烟、饮酒史。

【查体】全腹膨隆，可见胃肠型及蠕动波，全腹触诊尚软，左下腹压痛，无反跳痛及肌卫，未触及明显包块，Murphy 征阴性，

笔记

肝脾肋下未触及，肠鸣音约 4 次 / 分，移动性浊音阴性。

【辅助检查】白细胞计数 8.8×10^9/L，中性粒细胞百分比 79.1%。我院急诊全腹部 CT：小肠肠管局部扭曲，提示肠套叠可能，建议必要时增强检查（图 16-1）。

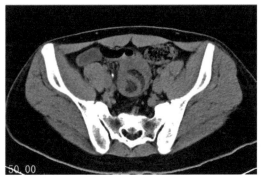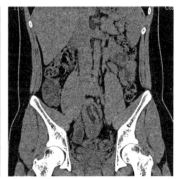

图 16-1　全腹部 CT

【初步诊断】肠套叠。

【治疗经过】予以禁饮食、胃肠减压、解痉、补液等治疗，完善相关检查排除手术禁忌后，急诊在全身麻醉下行腹腔镜下肠粘连松解 + 开腹肠套叠复位 + 小肠憩室切除术，手术时长约 60 分钟，出血量 10 mL，术中所见如图 16-2。

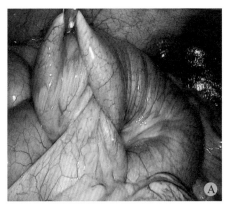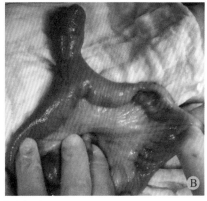

A. 小肠套叠；B. 梅克尔憩室。

图 16-2　外科术中所见

术后病理示：（小肠憩室）送检肠管组织，黏膜面灶区糜烂，黏膜层及黏膜下层见大量急慢性炎症细胞浸润，请结合临床（图 16-3）。术后予以抗感染、护胃、补液等治疗。术后第 7 日恢复良好出院。

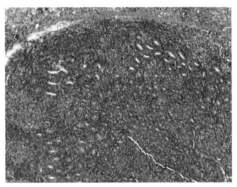

图 16-3　病理切片检查（HE 染色，10×）

讨论和分析

梅克尔憩室也称回肠远端憩室，源于先天性卵黄管残留，是消化系统最常见的先天性畸形。肠套叠是梅克尔憩室罕见的并发症之一。梅克尔憩室是小肠的真性憩室，包含肠壁的黏膜、固有肌层和外膜，通常发生于距回盲瓣 100 cm 以内的小肠系膜附着部对侧的小肠。其在人群中的发生率为 0.3% ～ 2.9%，男性多于女性。患者大多无症状，发生并发症的风险约为 4%，相关危险因素包括男性、年龄＜ 40 岁、憩室超过 2 cm 及肉眼可见的异位黏膜。梅克尔憩室最常见的并发症包括梗阻、出血和炎症等。

梅克尔憩室通常缺乏典型的临床症状和体征，可通过超声、X 线、CT 和 MRI 等影像学检查辅助诊断，但敏感度和特异度均较低。手术探查可明确诊断，术前可进行小肠镜检查或小肠 CT 造影。对于有症状的患者，可行腹腔镜或开放手术切除，对于无症状的患者，可不给予处理。

本例患者术前考虑肠套叠，术中先行腹腔镜探查，发现距回盲瓣约 20 cm 处有小肠套叠，肠壁肿胀，术中难以将套叠小肠复位。遂中转开腹后，将套叠小肠逐层复位，复位后发现梅克尔憩室逆行套入回肠，然后回肠又套入回肠，复位后的回肠壁血运良好。究其原因，可能与憩室附近的异常蠕动、梅克尔憩室未被固定于肠系膜或肠上以及患者腹部手术后的局部肠粘连等因素有关。梅克尔憩室发生翻转套叠时，其周围的肠系膜脂肪会被拉入憩室中心，所以腹腔镜下直接将套入的小肠向外牵拉困难，容易损伤肠壁或出血。因此，需要从反方向推挤，将套入的小肠从远端肠腔推挤出肠外，安全有效。

综上所述，通过对该病例的系统学习，我们回顾了梅克尔憩室的相关知识，同时也为临床实践带来了宝贵的经验。

参考文献

[1] HANSEN C C，SØREIDE K. Systematic review of epidemiology，presentation，and management of Meckel's diverticulum in the 21st century[J]. Medicine（Baltimore），2018，97（35）：e12154.

[2] 苏瑞章，谢韵，吴碧芳，等 . 梅克尔憩室倒置致腹痛、血便一例 [J/OL]. 中华消化病与影像杂志（电子版），2022，12（2）：127-128.

[3] NAKAJI K，FUJITA A，NAKAE Y，et al. Inverted Meckel's diverticulum[J]. Intern Med，2011，50（8）：935.

[4] KARADENIZ C G，EMRE A U，TASCILAR O，et al. Lipoma within inverted Meckel's diverticulum as a cause of recurrent partial intestinal obstruction and

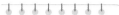
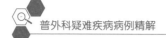

hemorrhage：a case report and review of literature[J]. World J Gastroenterol，2007，13（7）：1141-1143.

[5] FRIESEN C S，ATTARD T M，COLE M，et al. Meckel's diverticulum in adults：seldom suspected and frequently found[J]. J Investig Med，2021，69（3）：789-791.

[6] LEQUET J，MENAHEM B，ALVES A，et al. Meckel's diverticulum in the adult[J]. J Visc Surg，2017，154（4）：253-259.

[7] CHATTERJEE A，HARMATH C，VENDRAMI C L，et al. Reminiscing on remnants：imaging of meckel diverticulum and its complications in adults[J]. AJR Am J Roentgenol，2017，209（5）：W287-W296.

（姜海涛）

病例 17
回盲部晚期恶性肿瘤综合治疗

📋 病例摘要

患者男，62 岁。因"腹痛伴停止排气、排便 2 天"于 2020 年 10 月 9 日入院。

【现病史】2 天前无明显诱因出现腹痛，以右中上腹阵发性绞痛为主，伴肛门停止排气、排便，无畏寒、发热等症状。1 天前出现呕吐，呕吐物为胃内宿食，腹痛等症状未缓解，遂至当地医院就诊。查白细胞 14.8×10^9/L，C- 反应蛋白 15.8 mg/L。腹部 CT 示结肠肝曲肠壁增厚伴其上水平小肠扩张积液。现为诊治入院。发病以来，患者神志清，食欲差，睡眠差，大便如上，小便正常，体重无减轻。

【既往史】高血压病史 3 年，无其他特殊疾病史。否认肿瘤家族史及遗传病史。否认吸烟、饮酒史。

笔记

97

【查体】腹平坦，腹壁柔软，左中上腹压痛明显，无反跳痛及肌卫。肠鸣音约 3 次 / 分，移动性浊音阴性。

【辅助检查】血液学检查：白细胞计数 11.3×10^9/L，C- 反应蛋白 19.99 mg/L，糖类抗原 19-9 211.54 U/mL，糖类抗原 50 157.99 U/mL。全腹增强 CT（图 17-1）：①回盲部局部管壁增厚、周围多发肿大淋巴结伴小肠梗阻，肿瘤性可能，请结合肠镜检查。②胆囊结石伴慢性炎症。肠镜检查：回盲瓣黏膜轻度水肿，肠腔明显狭窄，尝试进入回肠末端未成功。肠活检病理：回盲瓣黏膜慢性炎症。

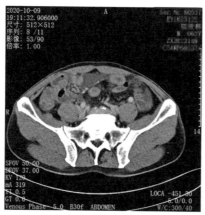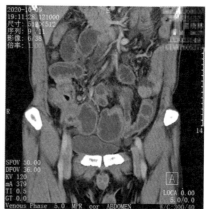

图 17-1　全腹增强 CT

【初步诊断】①回盲部肿瘤；②胆囊结石伴慢性炎；③肠梗阻。

【治疗经过】完善术前检查，排除手术禁忌，于 2020 年 10 月 22 日在全身麻醉下行腹腔镜下胆囊切除＋腹膜结节活检＋中转开腹回盲部切除＋肠粘连松解术。手术时长约 300 分钟，出血量约 200 mL。

术中腹膜结节活检快速病理示：纤维脂肪组织中见浸润性或

转移性腺癌，考虑高分化腺癌。术后常规病理示：回盲部送检肠管浆膜下、肌层及黏膜下层内见高分化腺癌，肠黏膜内未见明显肿瘤性病变，脉管癌栓（＋），神经侵犯（＋），切缘阴性，肠周淋巴结25颗，其中1颗见转移，肠周另见癌结节数枚，最大的直径约2 cm；大网膜和腹膜组织均见浸润性或转移性腺癌；慢性胆囊炎。基因检测结果显示该患者对西妥昔单抗靶向治疗敏感。术后继续给予抗感染、补液等治疗，恢复良好，于术后第18日出院。出院后1个月复查，各项指标正常。给予8周期XELOX方案化疗以及6周期西妥昔单抗靶向治疗，后续给予卡培他滨单药口服化疗至今，复查肿瘤指标正常，腹部增强CT未见明显肿瘤征象。

讨论和分析

　　回盲部恶性肿瘤是消化系统常见的恶性肿瘤，因回盲部的特殊结构使得肿瘤多向腔内生长，早期症状不典型，较难发现，易被忽视，近年来其诊治逐渐受到重视。回盲部恶性肿瘤与该部位的其他疾病鉴别困难，若不能及早确诊，常导致肿瘤进展至晚期，错过手术机会。

　　回盲部恶性肿瘤早期临床表现为右下腹隐痛、刺痛或不适，排便习惯改变（次数增多、腹泻、便秘等），大便隐血试验多为阳性，部分伴有恶心、呕吐、消瘦、乏力等。腹部查体多有压痛、反跳痛和肌紧张，部分可触及肿块，肠鸣音正常或减弱。

　　临床相关检查能够及时明确回盲部肿瘤的诊断，包括大便隐血试验、B超、X线、CT、钡剂灌肠和纤维结肠镜等。腹部B超、

X线及CT等影像学检查对回盲部肿瘤有一定的诊断价值。基层医院可行全消化道造影或钡剂灌肠，有利于早期确诊。纤维结肠镜能够了解肿瘤的部位、大小和形态，并可直接进行组织病理学检查，具有较高的诊断准确度。癌胚抗原、*RAS*基因和癌单克隆抗体等肿瘤相关实验室检测对回盲部恶性肿瘤的早期诊断也有一定意义。

本例患者因回盲部肿瘤导致肠梗阻住院，后行腹腔镜下胆囊切除＋腹膜结节活检＋中转开腹回盲部切除＋肠粘连松解术。术后行系统治疗，给予8周期XELOX方案化疗以及6周期西妥昔单抗靶向治疗，后续给予卡培他滨单药口服化疗至今，复查呈部分缓解或完全缓解状态。本患者考虑回盲部恶性肿瘤，腹腔转移，呈晚期状态，术后给予病理检查和基因检测，及时行化疗和靶向治疗，随访至今效果良好，充分体现了我院在晚期恶性肿瘤综合治疗方面的优势。

综上所述，通过对该病例的系统学习，我们进一步明确了回盲部恶性肿瘤的综合诊治方法，期待更加有效的综合系统治疗问世。

参考文献

[1] 冉婕熙，高青.回盲部病变临床特点及诊断研究进展[J].现代医药卫生，2018，34（13）：2028-2030.

[2] 李学军，张亚莉，何刚，等.回盲部恶性肿瘤误诊为阑尾炎临床报告[J].临床误诊误治，2021，34（5）：18-21.

[3] JEON M K, SO H, HUH J, et al. Endoscopic features and clinical outcomes of colorectal mucosa-associated lymphoid tissue lymphoma[J].Gastrointest Endosc,

笔记

2018，87（2）：529-539.

[4]　DZIEGIELEWSKI A，HAMON M，MOURRA N.Incidental finding of granular cell tumor in the ileocecal valve during colectomy for adenocarcinoma[J].Appl Immunohistochem Mol Morphol，2018，26（6）：77-78.

[5]　鲁安明，汪东文，邓宏武.回盲部恶性肿瘤48例诊治体会[J].武警医学，2000，11（10）：592-593.

[6]　卢福明，赵忠新，李凯旋.回盲部肿瘤误诊为阑尾炎12例原因分析[J].结直肠肛门外科，2009，15（5）：324-325.

（姜海涛）

病例 18
转化后肠癌根治联合腹腔镜下射频消融治疗直肠癌多发肝转移

📋 病例摘要

患者，中年男性。因"排便不畅1周"就诊。

【查体】腹平软，未触及明显肿块，无压痛及反跳痛，腹部无明显阳性体征。肛门指检阴性。

【辅助检查】实验室检查：癌胚抗原＞1000 ng/mL。全腹增强CT：直肠中上段管壁不规则增厚，考虑直肠癌（图18-1）；肝多发占位（图18-2），转移瘤首先考虑。肠镜：直肠肿瘤（肠腔有所狭窄，肠镜尚可通过），活检病理为腺癌。肝脏超声造影：肝内16枚转移瘤，大者直径3.7 cm，大于3 cm的肿瘤超过5个，动脉期快进，不均匀高增强，部分环形增强，门脉和迟期呈低增强。

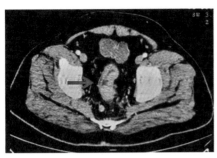

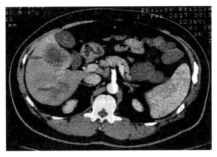

图 18-1　全腹增强 CT 示直肠中上段管壁　　图 18-2　全腹增强 CT 示肝多发占位
　　　　　不规则增厚

【初步诊断】直肠腺癌伴同时性肝内多发转移（$cT_{4a}N_1M_1$，Stage Ⅳ）。

【治疗经过】经 MDT 讨论，认为该患者直肠原发灶无出血和梗阻，可手术切除，但肝转移瘤体积大、数量多，手术一次性切除或消融的难度大，并且 CRS 评分高，术后有较高的复发风险；但患者 *KRAS*、*NRAS*、*BRAF* 基因均为野生型，且体力评分良好，还是具有可切除的潜力。故先行转化治疗，力求创造 R0 切除或消融的机会。方案为西妥昔单抗靶向治疗 +XELOX 方案化疗，每 2 个周期评估 1 次，患者耐受良好，癌胚抗原从 1000 多下降至正常范围。期间复查增强 MRI 发现，肝转移瘤逐渐缩小。6 个周期后，再次复查超声造影，见肝内转移瘤显著缩小，部分肿瘤退缩 50% 以上，瘤内见强回声的坏死区域，造影大部分呈三期无增强表现（图 18-3）。根据 RICIST 标准，肿瘤评估为部分缓解，转化治疗有效。此时再次 MDT 讨论，原发灶可手术切除，肝内转移灶较前显著缩小，可分次消融争取达到无疾病状态（no evidence of disease，NED）。随后，患者在全身麻醉下行腹腔镜下直肠癌根治 + 腔镜超声引导下肝转移瘤射频消融术，共消融

11 个病灶（图 18-4）。部分病灶因位置较深，腔镜超声无法探查，计划二次经皮消融。术后第 2 天，患者出现发热，体温 38.5 ℃，腹腔引流管出现浑浊液体，CT 检查示吻合口瘘。于术后第 3 天行横结肠造瘘术，术后继续采用西妥昔单抗＋卡培他滨单药维持治疗。3 个周期后再次评估，直肠术后未见复发，肝内 11 枚消融灶未见活性，剩余 5 枚病灶，未见新生病灶。随后行造口回纳，术中行超声引导下经造瘘口射频消融术（图 18-5），消融了剩余的 5 个病灶。术后患者恢复良好，无明显并发症。

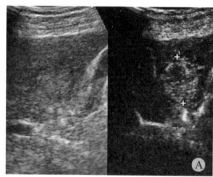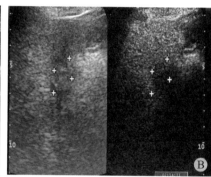

A. 转化治疗前；B. 转化治疗后。

图 18-3　转化治疗前后超声造影对比

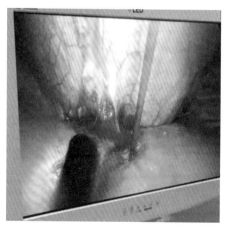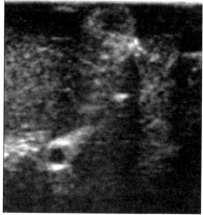

图 18-4　腹腔镜超声引导下肝转移瘤射频消融术

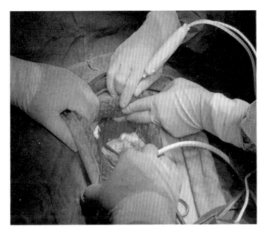

图 18-5　超声引导下经造瘘口射频消融术

术后 2 个月复查，MRI 及超声造影均显示 16 枚肝内转移瘤完全灭活，原发灶和转移灶都达到了 R0 切除，至此患者成功实现 NED。

【随访】术后 12 个月随访，未见明显复发，癌胚抗原也维持在正常值。

讨论和分析

研究显示，约 50% 的结直肠癌患者最终都将发生肝转移。未经治疗的患者生存期仅 6.9 个月，无法切除肿瘤的患者 5 年生存率几乎为 0，肝转移是结直肠癌患者主要的死亡原因之一。Adam R 等研究发现有 80% 的转移灶初始无法获得根治性切除。面对初始不可切除的结直肠癌肝转移（colorectal liver metastasis，CRLM）患者，可以通过化疗、靶向治疗、免疫治疗等全身转化治疗方式使肿瘤退缩甚至消失，进而将初始不可切除的 CRLM 转变为可局部治疗的病灶。因此转化治疗的成功与否对患者的预后有重要的影响。研究显示，肿瘤负荷是影响转化疗效的重要因素。研究显示，CRLM 大于 5 个是预后不良的重要因素，而且随着转移瘤数量增多，门静脉播散的风险也大大增加。

笔者报告一例初始无法切除的直肠癌多发肝转移病例，经西妥昔单抗靶向治疗联合 XELOX 方案化疗治疗后，行腔镜直肠癌根治联合腔镜下射频消融治疗成功 NED 的案例，以探讨转化治疗联合射频消融对直肠癌肝转移的疗效。针对此病例，肝内多发十余个转移瘤，我们的治疗是否有价值？结果是肯定的，从欧洲癌症中心的 40004 研究我们可以发现，肝脏的局部消融治疗对于患者的生存有很大的帮助。10 年随访结果，射频消融术（radiofrequency ablation，RFA）联合化疗比单纯化疗的 OS 提高了 2 倍。肝转移瘤能否切除或消融，生存差异是巨大的。根据梅奥和安德森医学中心的研究数据，达到 NED 的无瘤生存状态的患者，5 年 OS 可达 33% ～ 58%。因此肝转移瘤能否完全消融，对患者预后生存有重要的意义。按照以往经验，大于 5 个转移瘤就不主张行 RFA。但最新研究显示，10 个以上转移瘤的 5 年 OS 依然有 30%。由此可见，在这么多的转移瘤的情况下，RFA 依然可以为患者带来相当高的生存获益。肿瘤数量多虽然是复发的高危因素之一，但已不再作为 RFA 的禁忌。在转化治疗创造的窗口期出现时，多发瘤可分次消融治疗，力求达到 NED。此外，多个中心研究都发现，RFA 治疗肠癌肝转移的 5 年生存率低于手术切除的原因，可能是入组时未对肿瘤体积进行分组。为了证实我们的猜想，我们回顾了本院的 173 例肠癌肝转移病例，发现：小于 3 cm 的肿瘤，RFA 与手术治疗的 OS 无统计学差异；但大于 3 cm，

RFA 的 OS 显著低于手术治疗，并且大于 3 cm 的肿瘤局部复发率是小于 3 cm 的 7 倍。因此，转移瘤的体积仍是影响 RFA 疗效的最重要因素。RFA 前如果能通过转化治疗，将 CRLM 缩至 3 cm 以内，将大大改善患者的预后并降低复发风险。此例患者通过靶向治疗 + 化疗，肿瘤退缩达到了 74.3%，转化疗效显著。因此，RFA 前应用转化治疗合理缩瘤，可以为局部消融治疗创造有利条件，也在很大程度上降低了复发的风险，能使患者达到更佳的疗效。此外，消融之前如何选择准确的影像学评估手段，也是重要的问题。研究显示，超声造影和 MRI 对于肝转移瘤都有较好的辨识力，优于 CT。尤其对单个病灶定性，超声造影的准确度甚至超过了 MRI。但因为超声扫查存在声窗盲区，为避免遗漏病灶，需要配合另一种影像学检查。PET-CT 对于肝外转移有较好的辨识力，但对于肝内转移并没有优势，不作为常规手段。术中超声能够发现术前影像没发现的微小病灶，它的敏感性高于 MRI/CT。对于手术的患者，有条件的都应进行术中超声检查。

综上所述，采用靶向治疗 + 化疗治疗，缩小肿瘤体积，将初始无法完全消融的肿瘤转化为可消融病灶。应用多种影像学评估手段，通过腔镜超声及术中超声探查，避开声窗盲区，发现经皮超声无法探及的病灶，可能为既往无法切除或消融的肝转移瘤治疗提供了更好的治疗选择。

参考文献

[1]　周飞，杨晓明，徐书峰，等 . 射频消融术治疗结直肠癌肝转移瘤的疗效及影响因素分析 [J]. 中华放射学杂志，2022，56（2）：188-195.

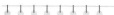
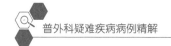

[2] ADAM R, WICHERTS D A, DE HAAS R J, et al. Patients with initially unresectable colorectal liver metastases: is there a possibility of cure?[J]. J Clin Oncol, 2009, 27（11）: 1829-1835.

[3] VAN CUTSEM E, CERVANTES A, ADAM R, et al.ESMO consensus guidelines for the management of patients with metastatic colorectal cancer[J].Ann Oncol, 2016, 27（8）: 1386-1422.

[4] AKGÜL ÖZGÜR, ÇETINKAYA ERDINÇ, ERSÖZ ŞIYAR, et al. Role of surgery in colorectal cancer liver metastases[J]. World J Gastroenterol, 2014, 20（20）: 6103-6122.

[5] ALLARD MA, ADAM R, GIULIANTE F, et al. Long-term outcomes of patients with 10 or more colorectal liver metastases[J]. Br J Cancer, 2017, 22, 117（5）: 604-611.

[6] 中国临床肿瘤学会指南工作委员会. 中国临床肿瘤学会（CSCO）结直肠癌诊疗指南 2020[M]. 北京: 人民卫生出版社, 2020.

[7] SOLBIATI L, AHMED M, COVA L, et al. Small liver colorectal metastases treated with percutaneous radiofrequency ablation: local response rate and long-term survival with up to 10-year follow-up[J]. Radiology, 2012, 265（3）: 958-968.

[8] YAMASHITA Y I, IMAI K, KAIDA T, et al. Multimodal radiofrequency ablation versus laparoscopic hepatic resection for the treatment of primary epatocellular carcinoma within Milan criteria in severely cirrhotic patients: longterm favorable outcomes over 10 years[J].Surg Endosc, 2019, 33（1）: 46-51.

[9] JOO I.The role of intraoperative ultrasonography in the diagnosis and management of focal hepatic lesions[J]. Ultrasonography, 2015, 34（4）: 246-257.

（范晓翔）